내 몸에 가장 좋은 물

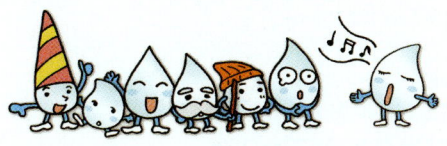

내 몸에 가장 좋은 물

1판 1쇄 인쇄 2011년 4월 20일
1판 1쇄 발행 2011년 4월 25일

지은이 | 김현원
펴낸이 | 서동영
펴낸곳 | 도서출판 서영

출판등록 | 2010년 11월 26일 (제25100-2010-000011호)
주소 | 인천광역시 계양구 작전동 388-2 동보 105-204
전화 | 02-338-7270 팩스 02-338-7161
이메일 | sdy5608@hanmail.net

ⓒ김현원 Seo Young printed in incheon, korea

값 12,000원
ISBN 978-89-965513-7-9 (13510)

일원화 공급처 (주)북새통
주소 : 서울 마포구 서교동 464-56 서강빌딩 6층
전화 : 02-338-0117(대표) 팩스 : 02-338-7160
이메일 : info@booksetong.com

내 몸에 가장 좋은 물

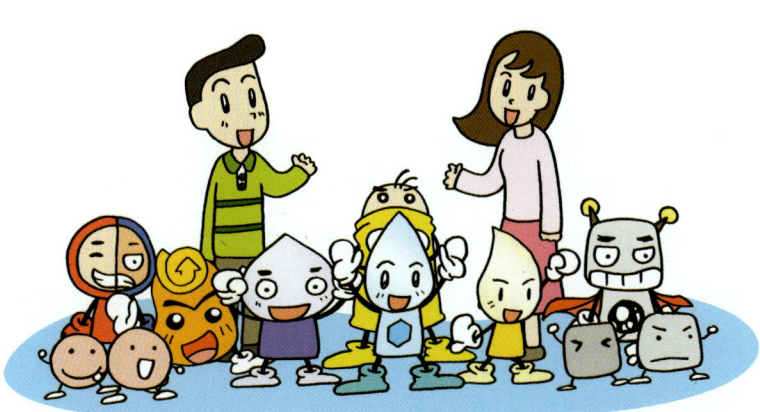

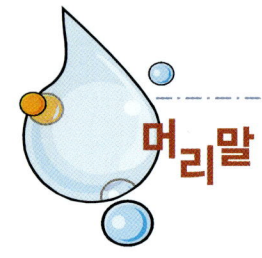

머리말

　　최근 서울의대 이왕재 교수가 TV에 출연, 주위 사람들에 대한 임상 경험을 바탕으로 한 비타민C의 효능에 대해서 소개하여 전국의 비타민C가 동이 날 정도로 선풍적인 인기를 끈 적이 있다.

　　이 교수가 소개한 것은 '비타민C 메가도스 복용법'으로 인체에 필요한 양보다 100배 이상의 비타민C를 섭취하는 복용법이다. 하지만 비타민C가 오히려 암을 유발할 수 있다는 견해가 미국의 저명 과학잡지『사이언스』에 발표되자 비타민C 열풍은 찬물을 끼얹은 것처럼 삽시간에 식어버렸다.

　　미국식품의약국 (FDA, Food and Drug Administration)에서 권장하는 비타민C의 하루 권장량은 단 60mg에 불과하다. 그런데다 흡수되지 못한 비타민C는 전부 소변으로 배출되어버린다. 그런데도 인체 필요량의 거의 100배에 이르는 양을 섭취하도록 권하고 있는 '비타민C 메가도스 복용법'은 어떤 의학적 근거를 갖고 있는 것일까? 이에 대해서는 의학계에서도 아직 확실한 결론을 내리지 못하고 있다.

　　원래 '비타민C 메가도스 복용법'은 노벨상을 두 번이나 받은 미국의 라이너스 폴링 박사가 주장한 것으로, 나 또한 대학교 때부터 실행에 옮긴 적은 없으면서도 그의 이론에 근거 없는 신뢰를 보내고 있었다. 그런데 최근의 비타민C 파동을 보면서, '메가도스 복용법'의 유효

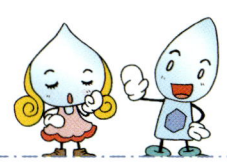

성이 어디에 있는가 다시 생각해보게 되었다.

　비타민C를 다량 복용할 경우, 혈액 내에 항상 일정 농도 이상으로 비타민C가 존재한다. 물론 인체 내에 흡수되지 못한 나머지 비타민C는 곧 소변으로 배설되고 만다. 하지만 비타민C는 만병의 근원이며, 노화의 주요 원인으로 알려져 있는 활성산소를 제거하는 강력한 능력을 갖고 있다. 따라서 비타민C가 혈액 내에 일정 농도 이상으로 존재한다면 인체에서 발생하는 활성산소를 발생하는 대로 제거할 수 있을 것이다.

　그렇다면 몸에 흡수되는 필요한 양의 100배의 비타민C를 복용하는, 매우 비효율적으로 보일 뿐 아니라 오히려 어리석게 마저 보이는 '메가도스 복용법'은 아이러니칼하게도 지나치게 복용해서 흡수되지 않고 있다가 곧 배출되고 마는 그 비효율성 자체에 의미가 있을 수 있는 것이다.

　다시 말하면 몸에 흡수되지 않아서 '혈액에 다량으로 존재하는 비타민C' 그 자체가 바로 '메가도스 복용법'의 이유라고 볼 수 있는 것이다. 그런데도 '메가도스 복용법'이 끊임없는 논란을 불러일으키는 것은 과용량의 비타민C 복용이 어떤 사람에게는 부작용을 일으킬 수도 있기 때문일 것이다.

그렇다면 부작용이 전혀 없이 활성산소를 없앨 수 있는 물질이 있을 수 있을까?

우리 몸의 70%를 차지하고 있는 물은 인체에 어떠한 부작용도 일으키지 않고 몸 곳곳을 통과한다. 물처럼 인체에 부작용 없이 몸 곳곳을 통과하면서 활성산소를 없애는 능력을 갖고 있는 물질이 있다면 그것이야말로 진정 만병통치약이 될 수 있을 것이다.

그런 생각을 하고 있던 중 친하게 지내던 삼조셀텍의 김건일 회장으로부터 환원수 (Reduced Water)에 대한 얘기를 듣게 됐다. 그에 의하면 환원수는 일본에서 개발된 것으로, 처음에는 수도관의 녹을 제거하기 위해서 만들어졌으나 인체에 매우 좋은 효과를 나타낸다며, 그런 시스템을 도입하고 싶다고 하였다.

그 얘기를 들었을 때 환원수가 분명히 활성산소를 제거할 수 있을 것이라는 생각이 들었다.

어떻게 하면 물에다가 환원력을 불어넣을 수 있을까?

그렇게 관심을 갖고 환원수에 대한 자료를 조사하던 중, 미국의 권위 있는 과학 잡지인 『BBRC (Biochemical and Biophy- sical Research Communications)』(v234, pp. 269~274)에 발표된 일본 시라하따 교수의 논문 「전해 환원수는 활성산소를 제거하고 산화장애로부터 DNA를 보호한다」를 보게 되었다.

논문에 따르면 전해 환원수는 전기분해에 의해서 음극에서 형성된 물을 의미하였다.

바로 전해 이온수, 혹은 알칼리수로 알려져 있는 전기분해 알칼리수이다. 그 물에 담겨져 있다고 믿어지는 활성수소가 활성산소를 제거하여 DNA를 안정되게 지켜준다는 것이 논문의 내용이었다. 다시 말하면 전해 알칼리수가 DNA의 이상으로 인해 발병하는 암과 같은 질병을 막아줄 수 있다는 내용이었다.

"아하! 활성산소를 제거하는 능력 때문에 알칼리수가 몸에 좋을 수 있겠구나."

그동안 나는 알칼리수가 질병을 예방하는 데 많은 도움이 된다는 사람들의 의견에 대해서 "그러면 차라리 양잿물을 만들어서 희석해 먹으면 되겠네?" 하며 애써 무시하고 있었다.

그러나 시라하따 교수의 논문은 전기분해수가 만병의 근원이며 노화의 주요 원인으로 알려져 있는 활성산소를 제거할 수 있음을 과학적으로 보여주었다. 그리고 그것은 전기분해 알칼리수가 바로 내가 찾고자 했던 만병통치의 물질일 수 있다는 가능성을 던져주었다.

그 후 국내의 전기분해수를 제조하는 회사를 수소문, 한우물정수기의 강송식 사장과 만나게 되었다. 정수기를 구입해 사용해본 결과 전해 약알칼리수가 '비타민C 메가도스 복용법' 못지않은 효과가 있다는 것을 확신할 수 있었다.

놀랍게도 전해 약알칼리수를 한 달간 마시고 집사람의 심했던 주부습진이 없어진 것이다. 집사람도 왜 없어졌을까 의아하게 생각했다고 한다. 강사장을 만나 그 이야기를 했더니, 그는 주부습진 정도 없어진 것은 당연한 것이라며 그 외에도 온갖 성인병과 난치병이 전기분해 약알칼리수를 마시고 치유된 예가 있다고 하였다. 그 후 나는 만나는 사람마다 전기분해 정수기를 권하게 되었다.

활성산소가 원인이 되어서 일어나는 질병은 수없이 많다.

노화, 암, 당뇨병, 치매, 천식, 아토피성 피부염, 스트레스성 위·십이지장궤양, 동맥경화, 류머티즘, 백내장, 간질, 뇌졸중, 심근경색, 임신중독증, 방사선장애 ······.

그야말로 활성산소와 관련이 없는 질병이 없을 정도인데, 이렇게 활성산소로 인해 유발되는 다양한 질병들에 대해서 전기분해 약알칼리수는 큰 효과를 나타낼 것으로 예상된다.

전기분해 약알칼리수는 아무런 부작용이 없이 활성산소를 제거하는 능력을 갖고 있을 뿐 아니라, 산성화된 체액을 약알칼리성으로 바꾸는 데 도움이 되는 물이며, 생체세포를 안정화시켜 외부의 여러 가지 자극, 교란으로부터 보호하는 역할을 한다.

이 책은 그동안 물에 대해 생각했던 나름대로의 견해를 정리해 본 것이다. 물에 관한 자료를 정리, 조사하면서 안타까웠던 점은 대부분의 물에 관한 책과 자료가 과학적인 시각으로 씌어지지 않았다는 것이었다. 뿐만 아니라 그동안 물에 대해 내가 알아왔던 상식이 얼마나 피상적이었나도 실감할 수 있었다.

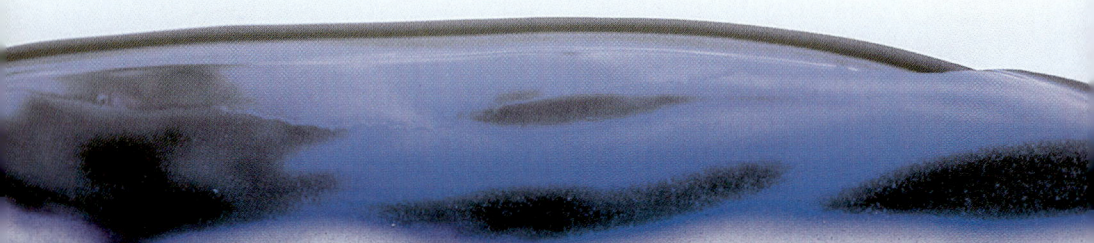

무엇보다도 이 책은 전기분해에 의해서 생성되는 알칼리수가 물의 구조를 6각수의 구조로 바꿔줄 뿐 아니라 산성화된 체액을 알칼리성으로 변화시켜주는 등 여러 가지 이유에서 뛰어난 물이라는 것에 큰 부분을 할애했다.

특히 최근에 발표되었듯이, 전기분해 알칼리수가 활성산소를 없애는 능력을 갖고 있다는 점을 과학적으로 자세히 밝혔다. 전기분해수이외에도 여러 가지 좋은 물이 있지만 그중에서 전기분해 알칼리수가 현실적으로 가장 쉽게 접할 수 있는 좋은 물이라고 생각했기 때문이다.

이 책은 크게 4부로 나뉘어져 있다.

1부 '내 몸에 좋은 물'은 과학적인 원리에 의해서 좋은 물을 구체적으로 만들 수 있는 방법을 제시하였다.

단지 오염 물질을 제거하는 수동적인 관점에서의 좋은 물이 아니라, 능동적으로 물에 좋은 성질을 어떻게 담을 수 있는지를 살펴보았다.

구체적으로, 전기분해 약알칼리수가 구조적으로는 6각수가 풍부하여 생체를 보호하며, 알칼리성이기 때문에 체액의 산성화를 방지할 수 있으며, 만병의 근원이라고 할 수 있는 활성산소를 없애는 능력을 갖고 있음을 자세히 설명하였다.

2부 '신비한 물'에서는 물에 대한 전반적인 이론을 정리했다. 사실 2부는 다소 어려운 듯싶지만, 가장 정성들여 쓴 부분이다.

우선 물이 다른 용매와 다른 특별한 특성을 과학적으로 이해하는

데 노력을 기울였고, 물의 구조에 관한 전반적인 이론을 객관적으로 정리하였으며, 물의 구조가 생체에 어떤 구체적인 영향을 미치는지 살펴보았다.

대부분의 사람이 믿고 있는 것처럼, 물집단이 깨어져서 생성된 자유롭게 활동하는 소위 작은 클러스터의 물이 좋다는 견해가 사실은 과학적이지 못하며, 오히려 물의 구조가 치밀하여 자유롭지 못한 물이 생체를 안정시켜주기 때문에 좋다는 견해를 밝혔고, 그를 입증하는 여러가지 예를 들었다.

2부가 어렵다고 느껴지는 분은 2부와 씨름을 해서 승부를 보려고 하기 보다는 바로 3부로 넘어가서 먼저 전체적인 흐름을 파악하는 것도 좋을 듯싶다.

3부 '기억하는 물'에서는 물에 매우 구체적인 정보가 담길 수 있다는 사실을 과학적으로 설명하였다.

자석요법으로 자화수를 만들기 위해서는 왜 반드시 자석의 N극을 이용하여야 하는가를 자세히 설명하였고, 그리고 동종요법을 비롯하여 물에 물질을 기억시키는 방법들에 관해서는 러시아의 최신 물리학 이론인 '토션장'(Torsion Field, 비틀림장, 회전에 의해 주위에 나타나는 영향)과 '홀로그램'의 개념을 이용하여 설명하였다.

그리고 과학적으로 완전히 검증되지 않았는데도 불구하고 이미 현실 속에서 널리 이용되고 있는 토션장의 세계를 다루었다.

그 외에도 최근 논란이 되고 있는 소위 '생체정보 분석' 방법의 원

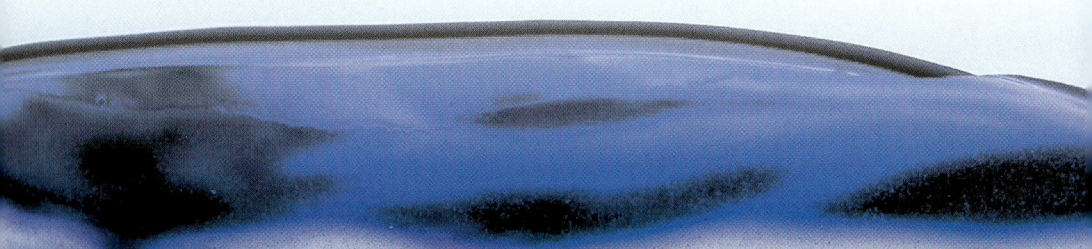

리를 과학적으로 제시하였다.

3부는 기존 과학의 이론으로는 설명을 할 수 없었던 미지의 영역에 대한 과학적 도전이라고도 볼 수 있다.

1부에서 말하는 좋은 물이 과학적으로 설명될 수 있는 기능성에 초점을 맞추었다면, 3부에서는 물에 좋은 정보를 담을 수 있다는 점을 부족하나마 과학적으로 풀어보았다. 1부에서의 좋은 물과 3부에서의 좋은 물이 서로를 보완하여야 '내 몸에 가장 좋은 물'이 만들어질 수 있을 것이다.

4부 '생명의 물'은 물의 놀라운 능력을 실제로 체험한 사람들의 이야기를 정리하였다. 전해 알칼리수를 비롯하여 다양한 종류의 물을 마시고 건강을 회복한 사람들의 얘기뿐 아니라, 종양 때문에 뇌하수체를 절제하였지만, 물에 구체적인 호르몬의 정보를 담아서 호르몬을 대체하는 내 딸의 이야기도 담았다.

이 책을 통하여 지구상에서 가장 흔한 존재여서 관심을 기울이지 않았던 '평범한 물'이 사실은 이 세상에서 가장 귀중한 존재, 바로 '생명의 물'이라는 것을 인식할 수 있게 된다면 더 이상 바람이 없겠다.

차 례

2. 신비한 물

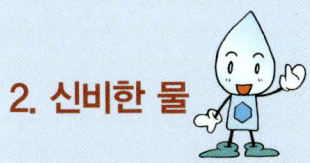

차 례

3. 기억하는 물

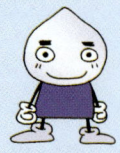

정보를 담는 물

N극으로 만든 자화수와 토션장

토션장

홀로그램과 생체정보

4. 생명의 물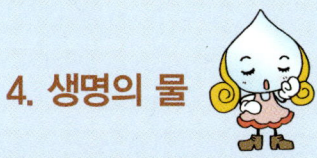

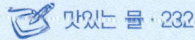
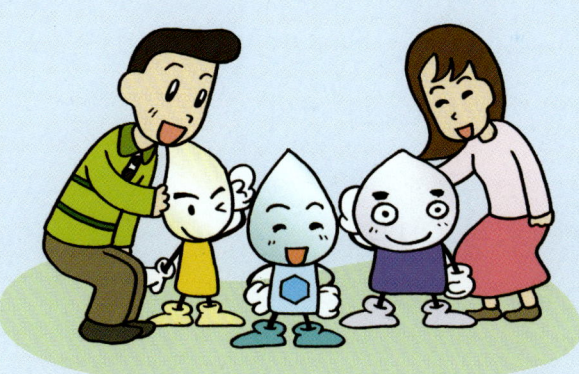

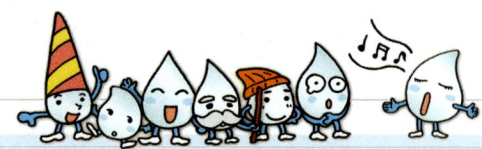

내 몸에 가장 좋은 물

전기분해 알칼리수는 6각수가 풍부해서 인체를 외부의 교란으로부터 안정되게 유지시켜주며, 혈액의 산성화로 나타나는 인체의 부조화와 활성산소가 원인이 되어 나타나는 인체의 이상 등을 모두 치유할 수 있는 것이다.

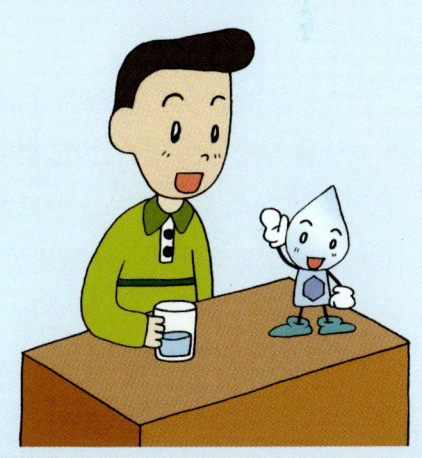

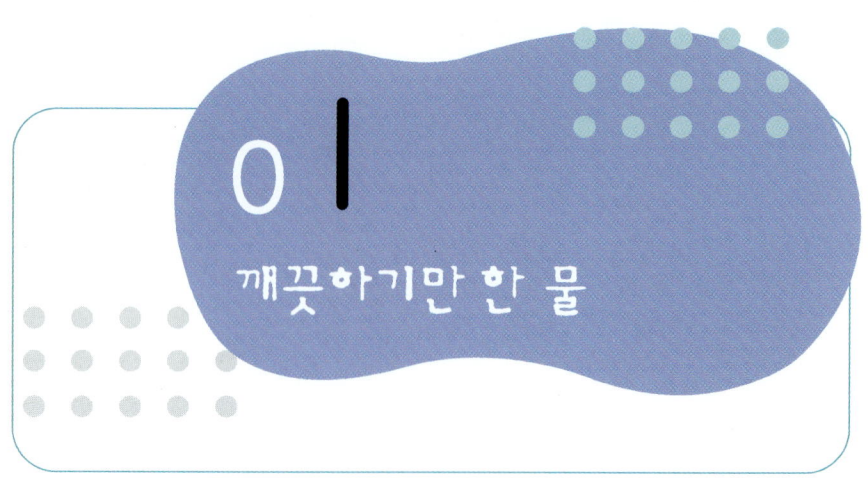

01
깨끗하기만 한 물

🟢 귀중한 물

지구에서 가장 흔한 존재가 물이다. 물은 지구 표면적의 약 70%를 차지한다. 이렇게 흔한 물은 또 지구에서 가장 중요한 존재이기도 하다. 모든 동·식물들이 물이 없다면 살아갈 수가 없다. 우리 인간 역시 마찬가지이다. 밥은 안 먹어도 한 달 넘게 살 수 있지만 물을 마시지 않는다면 일주일도 살 수가 없다.

물은 우리 몸의 약 70%를 차지하고 있다. 인간의 몸 대부분이 물인 셈이다.

생체의 모든 반응은 물 속에서 일어난다. 물이 없으면 인체의 구조와 기능을 담당하는 단백질이 제대로 형성되지 않으며 기능도 못한다. 또 우리 몸의 모든 정보를 담고 있는 DNA도 그 역할을 다 하지 못한다. 물이 없었다면 태초에 생명이 생겨날 수도 없었을 것이다. 현대는 그 어느 시절보다 여유롭고 풍요롭다. 하지만 그 풍요로움의 이면에 시커멓게 자리하고 있는 환경오염의 폐해는 우리의 건강과 생명을 위협하고 있다.

공업의 발전에 따라 공기는 일산화탄소, 이산화질소, 아황산가스 등으로 오염되고, 비는 산성화되어 토양과 수질에 큰 피해를 주고 있다.

뿐만 아니라 수확량을 높이고 농작물을 해충으로부터 보호하기 위해서 사용하는 살충제는 음료수와 농작물을 통해서 우리 몸에 끊임없이 들어오고 있다. 좋은 물을 마신다는 것은 날로 어려워지고 있는 것이다.

다시 말하지만, 물은 인체의 약 70%를 차지하고 있다. 그리고 개개의 세포의 약 90%를 차지하고 있다. 인체는 거의 물이고 물속에 가끔 생체분자가 떠 있는 모습이 바로 인체라고 보아도 과언이 아니다.

물을 통해서 인체의 모든 생체 반응이 일어난다. 물은 마신 후 1분 정도면 혈액에 도착하고, 30분이면 두뇌를 포함하여(Blood Brain Barrier) 인체의 모든 곳에 도달한다. 물은 세포 곳곳까지 도달하지 못하는 곳이 전혀 없을 정도로 인체 세포에 직접적인 영향을 미치고 있다.

마시는 물을 무시하고 더 건강하게 오래 살기를 원하는 것은 바로 건널 수 있는 다리가 있는데 먼 길로 돌아가는 것 보다 더 어리석은 일이라고 볼 수 있다. 당연히 우리는 좋은 물을 마셔야한다.

오염 물질을 제거한 단지 깨끗한 물을 마실 수도 있고, 더 나아가 건강을 유지하고 질병을 치료할 수 있는 물을 마시는 것도 가능하다. 이렇게 단지 좋은 물을 마시는 것만으로 건강을 유지할 수 있다면 그

것보다 더 쉽고 좋은 일은 없을 것이다.

이 세상에서 가장 흔한 존재이기도 하고 또 가장 귀한 존재이기도 한 물. 우리는 그 물에 대해서 너무 모르고 있다. 물을 올바로 이해하는 것이 무엇보다도 중요한 일이라고 생각된다.

● 약품 냄새가 나는 수돗물

현재 수돗물을 직접 마시는 사람은 거의 없을 것이다. 최근 조사에 의하면 서울시민이 식수로 가장 많이 사용하는 물은 끓인 수돗물(56%)이고 그 다음은 약수터 물(23%), 시판 생수(10.2%), 정수기 여과물(8.1%) 등의 순서로 나타났다. 끓이지 않은 수돗물을 마신다고 한 사람은 불과 0.1%밖에 되지 않았다. 그만큼 수돗물에 대한 불신이 크다고 볼 수 있다.

우리가 먹고 있는 수돗물은 하천의 물을 정수한 것이다. 하천의 물은 배기가스로 인해서 생성된 황산 및 탄산뿐 아니라 화장실, 부엌, 세탁기 등에서 나오는 생활하수, 또 골프장의 잔디를 아름답게 가꾸기 위한 제초제, 살충제 등으로 오염되어 있다.

따라서 하천의 물을 정수하기 위해 정수장에는 다량의 염소물질을 투여하고 있는데 이것이 바로 수돗물에서 나는 약품 냄새의 원인이다. 이 염소물질은 물에서 살균력이 뛰어난 차아염소산(HOCl)의 형태로 변한다.

이 차아염소산이 하천에 녹아 있는 유기화합물과 반응해 트라이할로메탄(Trihalomethane)이라는 발암성 물질이 형성되는 것으로 알려져 있다. 수돗물의 트라이할로메탄은 뚜껑을 열고 물을 5분 이상 끓여야 제거될 수 있다.

수돗물뿐이 아니다. 최근 농어촌진흥연구소의 수질 조사 결과 서울의 지하수 대부분(88.5%)이 마실 수 없을 만큼 오염되어 있다는 발표가 있었다.

더군다나 좋은 물로만 알고 마음 놓고 마시던 약수터의 물이 수질 검사 결과 음용수로 부적당한 것으로 밝혀지는 경우도 종종 볼 수 있고, 심지어는 돈을 주고 사 마시는 시판 생수의 경우도 음용수로 적합하지 않은 것으로 판명되는 황당한 경우마저 생겨나고 있다.

공장과 자동차에서 배출되는 아황산가스(SO_2), 이산화질소(NO_2), 탄산가스(CO_2), 일산화탄소(CO) 등은 공중으로 날아가 대기를 오염시키고, 비와 섞여 산성비가 되어 하천으로 유입된다. 비는 다시 토양, 지하수 등을 산성으로 바꿔버리기도 한다.

이처럼 끊임없이 오염되고 있는 상황에서 마음 놓고 마실 물을 찾기란 쉽지 않은 일이다.

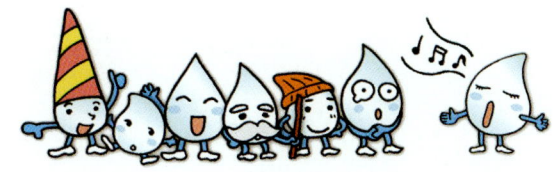

수돗물 불소화 사업에 대한 논란

최근 수돗물 불소화 사업에 대한 논란이 많다. 불소를 수돗물에 소량 첨가함으로써 (1~2 ppm) 충치예방을 할 수 있다는 (주로 치과의사들에 의한) 주장과 불소를 첨가할 경우 물고기가 치명적인 피해를 입을 뿐 아니라 인체에도 큰 부작용을 끼친다는 주장이 대립하고 있다.

최근 필자를 포함하는 학자들에 의해서 불소가 알루미늄이나 베릴륨과 같은 금속이온과 결합하여 신호전달이나 생체에 필요한 에너지를 만드는 주요 효소들을 비가역적으로 억제할 수 있다는 것이 알려졌지만 아직 불소에 의한 인체의 독성에 대한 과학적인 근거가 정확히 다 밝혀졌다고 볼 수는 없다.

필자는 보통 수돗물과 1 ppm의 불소가 포함된 수돗물의 생체정보를 비교하여 보았다. 불소함유 수돗물은 면역기능, 혈액순환, 간·신장·남성 성기능 등을 비롯한 거의 모든 측정값에서 일반 수돗물에 비해 매우 낮은 값을 보여주었다.

즉, 불소함유 수돗물은 일반 수돗물에 비해 인체에 상대적으로 매우 나쁜 영향을 주고 있다고 판단된다. 생체정보 측정의 원리와 과학적 의미는 3부에서 자세히 설명한다.

◉ 단지 깨끗하기만 한 물?

그렇다면 어떻게 해야 될 것인가? 약수터의 물도 믿을 수 없고, 시판 생수 또한 마음 놓고 마실 수 없는 상황에서 가장 손쉽게 택할 수 있는 것이 수돗물을 정수하는 방법일 것이다. 그 편이 오히려 불편하지도 않고, 경제적으로도 이익이 될 수 있기 때문이다.

정수 방법 중에는, 수돗물에서 단지 오염 물질을 제거하는 것에 그치는 수동적인 정수 방법이 있을 수 있고, 오염 물질의 제거뿐 아니라 물의 구조에 변화를 주어서 건강에 이바지할 수 있는 적극적인 의미의 정수 방법이 있을 수 있다.

먼저 현재 국내의 정수기 시장의 대부분을 차지하고 있는 수동적인 정수 방법의 대표적인, 활성탄과 중공사막, 그리고 역삼투압에 의한 필터 방식을 살펴보겠다.

활성탄 방식은 숯과 같은 미네랄 성분의 덩어리로 물에서 약알칼리성을 띤다. 활성탄은 다공성 물질로 그 안에 작은 구멍이 무수히 많이 있어서 염소 및 미세한 유기질을 흡착한다. 그러나 활성탄의 구멍에는 세균이 침착될 수가 있어서 세균의 번식을 방지하기 위해서 은으로 코팅한 활성탄을 많이 사용한다. 이 경우, 은코팅은 세균의 번식을 방지할 수는 있지만 흡착력을 떨어뜨릴 수도 있다.

중공사막 방식은 사람의 혈액을 걸러주는 인공신장 투석기에 사용되는 폴리에틸렌으로 된 다공성 섬유(10^{-7}~10^{-8}m)인 중공사막을 다발

형으로 집속하여 사용하는 정수 방식이다.

물 속의 미네랄 성분은 그대로 유지하면서 분산성 입자, 녹 찌꺼기, 곰팡이, 미생물 및 바이러스까지 완벽하게 제거하며, 수돗물의 자연압에서도 충분한 양의 정수를 얻어낼 수 있다. 하지만 암모니아성 질소나 질산성 질소 등의 음이온을 걸러주지 못하는 단점을 갖고 있다. 또 열에 약해 뜨거운 물을 통과시키면 안 된다.

역삼투압 방식은 아주 미세한 구멍($10^{-9} \sim 10^{-10}$m)이 있는 인공 역삼투막(멤브레인 필터)에 삼투압에 반대되는 방향으로 강한 압력을 가하여 물을 통과시키는 방법이다. 물 속의 유해 물질, 세균 등의 이물질을 완벽히 제거할 수 있으나, 인체에 필요한 미네랄까지도 제거해버리는 단점이 있다.

또한 강한 압력을 사용하기 때문에 수돗물의 일부분만 정수되고 나머지 물은 버려야 한다.

원래 역삼투압 방식은 바닷물의 담수화, 실험실에서 증류수에 버금가는 순수한 물을 만드는 데 사용되었으나, 현재는 수돗물을 정수하기 위해서 가장 많이 사용되고 있다.

역삼투압 정수기의 큰 장점은 물에 있는 이물질을 완벽하게 제거할 수 있다는 점이다. 하지만 이것은 또한 단점이 되기도 한다. 이러한 방법은 녹아 있는 미네랄까지 제거하기 때문에 공기 중의 이산화탄소가 녹아서 물이 산성으로 변하는 것을 방지하지 못한다. 실제로 역삼투압 정수기에서 생성되는 물은 5분만 공기 중에 놓아도 물이 매우 산성화되는 문제점을 안고 있다(약 pH 5.8).

그 때문에 이를 보완하기 위해서 미네랄이 자동적으로 세라믹 등에서 용출되도록 하거나(비용 문제 때문에 국내의 역삼투압정수기 회사에서는 사용하고 있지 않다) 맛을 보강하기 위해서 단맛을 내는 코코넛 열매를 태워 만든 필터를 사용하기도 한다. 대부분의 역삼투압 정수기에 개미들이 빠져 있는 모습이 관찰되는 것이 바로 이러한 이유에서이다.

이러한 여러 가지 문제점 때문에 보통 시중에서 판매되고 있는 정수기는 한 개의 필터만을 사용하지 않고, 활성탄·중공사막·역삼투압 필터를 같이 사용하고 있다. 그리고 이러한 정수기는 필터를 제때에 교환하기만 한다면 깨끗한 물을 만들어내는 데는 문제가 없다.

그러나 단지 깨끗하기만한 물이 우리가, 우리 몸이 원하는 물일까? 하는데는 답이 아닐 수 있다.

이제부터 단지 오염 물질을 제거한 깨끗한 물의 차원을 넘어서 건강을 지켜줄 수 있는 신비한 물의 세계를 알아보겠다.

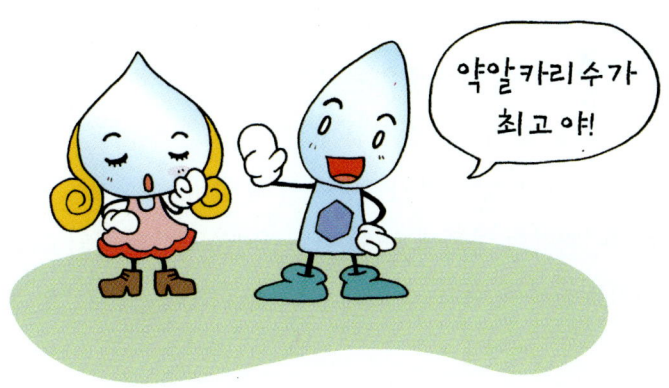

약알카리수가
최고야!

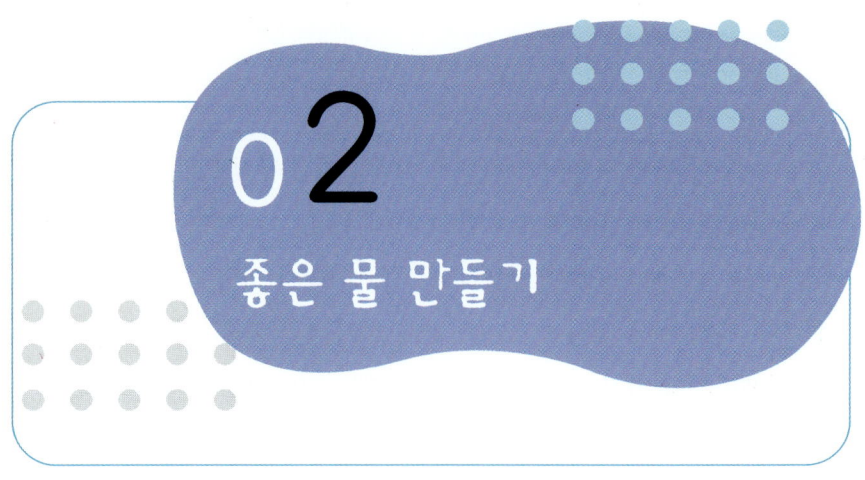

02
좋은 물 만들기

◉ 물을 전기분해한다

일차적으로 좋은 물이 되려면 물을 소독하기 위해서 투입되었던 염소 및 트라이할로메탄과 같은 발암 물질, 황산이온, 질산이온 등이 제거되어야 할 것이다. 하지만 이것은 좋은 물이 되기 위한 최소의 조건에 불과하다.

진정한 좋은 물은 나쁜 오염 물질을 제거하는 차원을 넘어, 건강을 유지하고 질병을 치료하는 능력까지 부여하여야할 것이다. 전기분해 알칼리수는 그 대표적인 좋은 물이라고 할 수 있다.

그렇다면 물을 어떻게 전기분해할까?

우선 물이 들어 있는 용기에 이온이 잘 통과할 수 있는 특수 격막을 설치한 후, 격막의 양쪽에 양(陽)극과 음(陰)극이 배치되도록 한 다음 직류전기를 흐르게 한다. 순도가 아주 높은 물은 전기가 잘 흐르지 않

26

으나 보통 수돗물 정도면 상관없다.

일반적인 전기분해의 원리는 다음 그림에 잘 표현되어 있다.

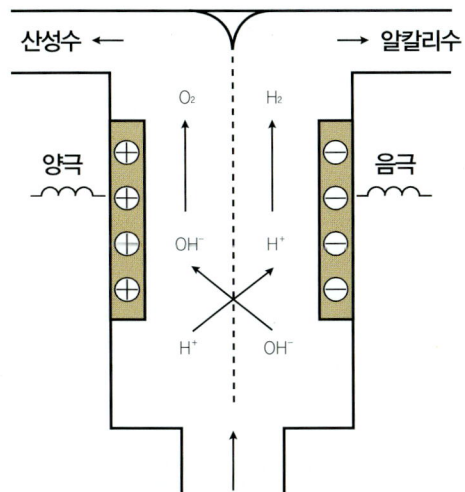

물이 전기분해되는 과정 :
물이 들어 있는 용기에 이온
이 통과할 수 있는 특수 격막
을 설치한 후, 격막의 양쪽에
직류전기를 흐르게 하면 음극
에서는 알칼리수가, 양극에서
는 산성수가 생성된다.

전기분해에 의해서 음(陰)극에서는 알칼리수, 양(陽)극에서는 산성
수, 이렇게 두 가지의 다른 물이 만들어진다.

물(H_2O)은 항상 일정 분량이 H^+와 OH^-로 나뉘어져 있으며, H^+는
물과 결합하여 H_3O^+로 있지만 H^+로 표현한다.

물에서 H^+와 OH^-는 상대적으로 존재한다. H^+가 많아지면 OH^-
가 적어진다. H^+와 OH^-의 상대적인 양은 pH로 표현한다. pH는
1~14의 값을 갖으며, H^+와 OH^-가 같은 양으로 존재할 때 pH는 7이
고 중성이다. 이때 pH가 1 감소하는 것은 H^+농도가 10배 증가하며,
OH^-농도는 10배 감소한다는 것을 의미한다. 반대로 pH가 1 증가하

는 것은 H^+농도가 10배 감소하며, OH^-농도는 10배 증가한다는 것을 의미한다.

H^+가 상대적으로 많으면 산성이고, pH는 7보다 낮은 값을 가지며 수치가 낮을수록 산성이 강하다고 할 수 있다.

반면에 OH^-가 상대적으로 많으면 알칼리성이라고 하며 pH는 7보다 높은 값을 갖는다. 이 수치의 최고값은 14이며 높을수록 강알칼리라고 할 수 있다.

이러한 물에 전기가 흐르면 양극에서는 물이 전기분해되어 산소분자(O_2)와 함께 전자와 H^+가 형성되기 때문에 산성이 된다. 음극에서는 H^+가 전자를 받아 수소분자(H_2)가 된다. 음극은 H^+가 없어지는 만큼 상대적으로 OH^-의 농도가 늘어나기 때문에 알칼리성이 되는 것이다.

그와 동시에 양극에서는 염소이온·황산이온·질산이온 등 음이온이 모여들고, 음극에는 칼슘·마그네슘·칼륨·나트륨 등 양이온을 띤 미네랄들이 모여든다.

결국 전기분해의 음극에서는 미네랄이 풍부한 알칼리수가 만들어지고, 양극에서는 염소이온과 같은 음이온이 많은 산성수가 만들어지는 것이다.

전기분해의 음극에서 나오는 알칼리수는 물의 구조가 치밀하게 강화되어(6각수) 생체를 외부의 자극이나 교란으로부터 안정되게 유지시키는 한편 산성화된 체액을 알칼리성으로 되돌릴 수 있다. 뿐 아니라 전기분해 알칼리수는 만병의 근원으로 알려진 활성산소를 없애는 힘을 갖고 있다.

다시 말하면 전기분해 알칼리수는 6각수가 풍부해서 인체를 외부의 교란으로부터 안정되게 유지시켜주며, 혈액의 산성화로 나타나는 인체의 부조화와 활성산소가 원인이 되어 나타나는 인체의 이상 등을 모두 치유할 수 있는 것이다.

반면에 전기분해의 양극에서 생성되는 산성수는 살균 능력이 뛰어나며 약산성인 피부를 촉촉하게 해주기 때문에 세안 및 피부 관리용으로 적합하다.

예를 들어 산성수를 사용하면 기미, 여드름, 주근깨를 예방하는데 도움이 되며, 샴푸후 산성수로 린스를 하면 비누의 알칼리성을 중화할 수 있어서 모발을 윤기 있게 해준다. 그리고 산성수에는 소독력과 수렴작용, 지혈작용이 있기 때문에 면도후에 스킨로션의 대용으로도 사용할 수 있다.

뿐 아니라 산성수의 살균 능력은 농작물 병해를 일으키는 각종 박테리아의 방제에도 사용되어 저농약 및 무농약의 농법을 가능하게 해, 농업이나 축산 현장에서 유용하게 사용되고 있다.

강알칼리수, 약알칼리수, 산성수

일반적으로 전기분해가 충분히 된 알칼리수는 pH가 9이상으로 매우 높다. 국내의 음용수 기준에 의하면 적합한 음용수의 pH는 5.8~8.6으로 규정되어 있다. 의료용 물질 생성기로 허가받은 이온수기를 포함해서 대부분의 전기분해 시스템은 전류량을 변화시킴으로써 적합한 pH의 물을 생성한다.

반면에 음극의 전극을 두개 사용하거나, 혹은 전기분해를 두 번 하는 방법을 사용할 경우 강알칼리수, 약알칼리수, 산성수, 이렇게 3가지 다른 물이 동시에 형성될 수 있다.

물을 전기분해하는 장치들은 일본에서 먼저 개발되었고, 현재도 많은 일본제품들이 수입되어 상대적으로 고가에 판매되고 있다. 국내의 전기분해 시스템이 과거에는 기술력에서 일본에 비해서 매우 뒤떨어졌으나, 현재는 오히려 일본 제품 보다 더 뛰어난 제품을 만들어 내는 회사들도 있음을 밝힌다.

pH 9이상의 전해 강알칼리수는 위장내 이상발효, 만성설사, 소화불량, 위산과다, 변비에 특효가 있는 점이 인정되어서, 전해 강알칼리수를 만들어내는 이온수기는 일본뿐만 아니라 한국에서도 의료용 물질 생성기로 인정받고 있다. 하지만 필자가 조사한 바에 의하면 전해 약알칼리수의 경우에도, 만병의 근원인 활성산소를 없애는 능력과 6각수를 형성하는 능력에서 강알칼리수에 비해 못지않았다.

다음의 표는 전기분해수에서 만들어진 각각 다른 pH의 물들과, 수돗물에 대한 생체정보 측정 수치이다.

pH	면역기능	스트레스	ORP
10.5	5	4	−230
9.5	7	4	
8.5	8	5	
8.0	9	6	−90
7.5	5	5	
5.5	4	5	
4.5	4	3	600
수돗물 (7.0)	4	3	250

생체정보 측정값 :생체정보 측정값 : pH 8.0~8.5의 전해 약알칼리수가
상대적으로 면역기능, 스트레스에 높은 수치를 보이고 있다.

　3부에서 자세히 설명하겠지만 이 생체정보 측정 수치는 높은 값일
수록 인체에 좋은 영향을 준다는 것을 의미한다. 즉, pH 9이상의 강
알칼리수 보다는 pH 8.0~8.5의 약알칼리수가 인체에 더욱 좋은 영향
을 주는 것을 보여주고 있다. 산성수는 수돗물과 거의 같은 영향을 주
었다. pH 10이상의 강알칼리수의 경우 매우 낮은 산화환원전위
(ORP)에도 불구하고 음용하였을 때 산성수나 수돗물에 비해서도 큰
차이를 보여주지 못하고 있다.

🔘 중증 변비 환자를 치료

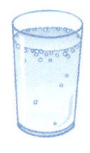   앞에서도 밝혔듯이 전기분해 알칼리수는 위장 내 이상발효, 만성설사, 소화불량, 위산과다, 변비에 특효가 있는 점이 인정되어서, 알칼리수를 만들어내는 이온수기는 일본과 한국에서 의료용 물질 생성기로 인정받고 있다.

국내에서 전기분해수를 이용한 임상 실험 결과는 많지 않다.

1989년 당시 서울의대에 재직 중이던 최규완 박사와 과학기술원의 전무식 박사에 의해서 전기분해 알칼리수를 이용한 변비 치료 효과를 확인한 것이 국내의 유일한 임상 실험 결과라고 볼 수 있다. 당시 실험은 6각수의 효과를 테스트하기 위한 목적을 갖고 있었는데, 전해 알칼리수가 6각수라는 개념하에 전기분해 알칼리수를 4~30년의 중증 변비 환자들에게 4주간 마시게 한 후, 배변의 횟수를 측정하고, 소화물의 대장 통과 시간을 X선으로 관찰하였다.

놀랍게도 단지 전해 알칼리수만 마셨음에도 불구하고, 주당 평균 1.4회이던 환자들의 배변 횟수가 평균 2.7회로 늘었고, 대장 통과 시간도 평균 50% 정도 빨라졌다.

이 임상 결과는 전기분해 알칼리수가 변비의 치료에 뚜렷한 효과가 있다는 것을 실증하고 있다. 하지만 대조군으로 선정한 정상인의 경우에는 전기분해 알칼리수를 음용했어도 아무런 변화가 없었을 뿐 아니라, 오히려 만성 설사를 겪는 사람들에게 도움이 되었다.

변이 대장으로 처음 들어왔을 때는 죽과 같은 상태이다. 대장을 통과하면서 수분이 흡수되는데, 너무 많이 흡수되면 변이 굳어져서 변비가 될 수 있고, 수분이 흡수되지 않은 상태로 대장을 통과하면 설사가 된다.

이러한 수분의 흡수는 적절한 미네랄의 농도에 의한 삼투압 작용에 의한 것이다. 그렇기 때문에 미네랄이 전혀 없는 증류수를 마시면 설사를 하기도 한다. 그리고 대장이 변을 순조롭게 통과시키자면 대장 벽에서 매끄럽게 하는 물질이 분비되어야 하는데, 대장에 혈액순환이 불순해져서 이 점액질의 분비가 제대로 되지 않으면 변비가 일어날 수 있는 것이다.

전해 알칼리수를 복용할 경우 적절한 농도의 미네랄을 공급하게 되어 수분흡수를 정상적으로 유지시켜주며, 또 높은 pH의 알칼리수는 혈액의 점도를 떨어뜨려 혈액순환을 도와줌으로써 변비증이 없어질 수 있을 것이다.

알칼리수가 변비에도 좋고 만성설사에도 좋다면 일견 모순되는 것 같이 보인다. 이것은 산성 대사물이 인체 내에서 어떤 장애를 주고 있느냐에 따라 알칼리수가 하는 역할이 달라질 수 있다는 것을 의미한다.

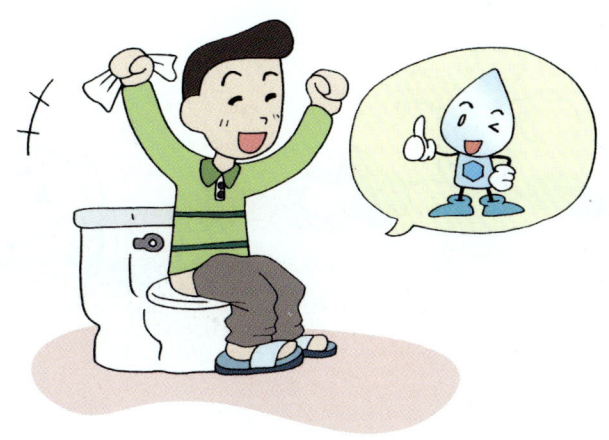

○ 활성산소를 없애는 물

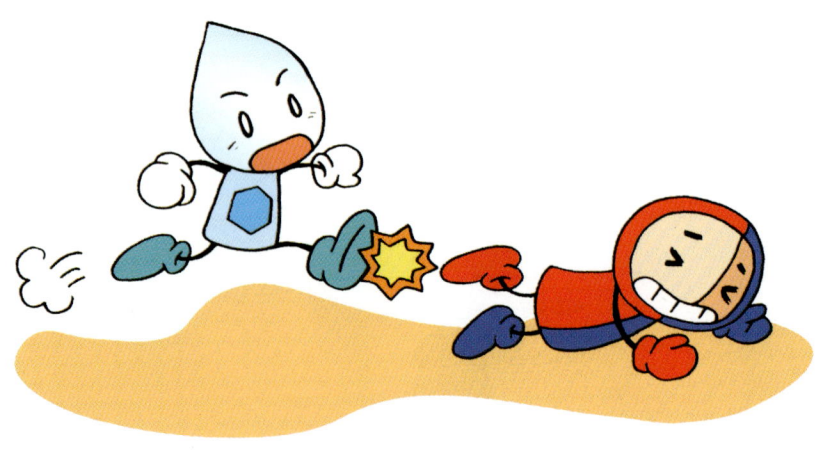

　　최근 일본 시라하따 교수의 논문 「전해 환원수는 활성
산소를 제거하고 산화장애로부터 DNA를 보호한다」가 미국의
과학잡지 『BBRC』(v234, pp.269~274, 1997)에 실리면서 전
기분해 알칼리수의 기능에 관한 새로운 해석을 가능하게 하고 있다.

　　그는 논문에서, 전기분해에 의해서 음극의 알칼리수에는 활성수소
가 풍부하게 생기고, 이 활성수소가 만병의 근원인 활성산소를 없애
주기 때문에 건강을 유지시켜줄 뿐 아니라 만성 성인병에 치료 효과
가 있다고 주장하였다.

　　다음은 『BBRC』에 실린 일본 시라하따 교수의 논문 원본과 논문의
요점을 정리한 것이다.

BIOCHEMICAL AND BIOPHYSICAL RESEARCH COMMUNICATIONS **234**, 269–274 (1997)
ARTICLE NO. RC976622

Electrolyzed–Reduced Water Scavenges Active Oxygen Species and Protects DNA from Oxidative Damage

Sanetaka Shirahata,[1] Shigeru Kabayama, Mariko Nakano, Takumi Miura,
Kenichi Kusumoto, Miho Gotoh, Hidemitsu Hayashi,* Kazumichi Otsubo,**
Shinkatsu Morisawa,** and Yoshinori Katakura

*Institute of Cellular Regulation Technology, Graduate School of Genetic Resources Technology, Kyushu University, 6-10-1 Hakozaki, Higashi-ku, Fukuoka 812-81, Japan; * Water Institute, Nisshin Building 9F, 2-5-10 Shinjuku, Tokyo 160, Japan; and ** Nihon Trim Co. Ltd., Meiji Seimei Jusou Building 6F, 1-2-13 Shinkitano, Yodogawa-ku, Osaka 532, Japan*

Received March 21, 1997

Active oxygen species or free radicals are considered to cause extensive oxidative damage to biological macromolecules, which brings about a variety of diseases as well as aging. The ideal scavenger for active oxygen should be 'active hydrogen'. 'Active hydrogen' can be produced in reduced water near the cathode during electrolysis of water. Reduced water exhibits high pH, low dissolved oxygen (DO), extremely high dissolved molecular hydrogen (DH), and extremely negative redox potential (RP) values. Strongly electrolyzed–reduced water, as well as ascorbic acid, (+)-catechin and tannic acid, completely scavenged O_2^- produced by the hypoxanthine-xanthine oxidase (HX-XOD) system in sodium phosphate buffer (pH 7.0). The superoxide dismutase (SOD)-like activity of reduced water is stable at 4°C for over a month and was not lost even after neutralization, repeated freezing and melting, deflation with sonication, vigorous mixing, boiling, repeated filtration, or closed autoclaving, but was lost by opened autoclaving or by closed autoclaving in the presence of tungsten trioxide which efficiently adsorbs active atomic hydrogen. Water bubbled with hydrogen gas exhibited low DO, extremely high DH and extremely low RP values, as does reduced water, but it has no SOD-like activity. These results suggest that the SOD-like activity of reduced water is not due to the dissolved molecular hydrogen but due to the dissolved atomic hydrogen (active hydrogen). Although SOD accumulated H_2O_2 when added to the HX-XOD system, reduced water decreased the amount of H_2O_2 produced by XOD. Reduced water, as well as catalase and

ascorbic acid, could directly scavenge H_2O_2. Reduced water suppresses single-strand breakage of DNA by active oxygen species produced by the Cu(II)-catalyzed oxidation of ascorbic acid in a dose-dependent manner, suggesting that reduced water can scavenge not only O_2^- and H_2O_2, but also $^1O_2$ and ·OH. © 1997 Academic Press

Active oxygen species or free radicals, such as singlet oxygen ($^1O_2$), superoxide anion radical (O_2^-), hydrogen peroxide (H_2O_2) and hydroxyl radical (·OH) are considered to cause extensive oxidative damage to biological macromolecules (DNA, membrane polyunsaturated fatty acid chains, enzymes and so on), which bring about a variety of diseases, as well as aging (1, 2). We believe that the ideal countermeasure against active oxygen is 'active hydrogen'. Electrolysis of water produces reduced and oxidized water near the cathode and anode, respectively. Reduced water exhibits high pH, low dissolved oxygen (DO), high dissolved hydrogen (DH) and significant negative redox potential (RP) values. Soft water in Japan made it possible to develop domestic devices to reform water by electrolysis about half a century ago.

So far, the characteristics of neither reduced water nor oxidized water have been well clarified. Based upon the interesting clinical improvement of a variety of diseases by intake of reduced water since 1985, Hayashi proposed the hypothesis 'Water Regulating Theory' (3). Here, based on his theory we first demonstrate that reduced water scavenges active oxygen species and protects DNA from damage by oxygen radicals.

MATERIALS AND METHODS

Electrolysis of water. Ultrapure water produced by an ultrapure system (ULTRAPUR LV-10T, TORAY, Tokyo) was added 0.1 g/l NaCl

[1] To whom correspondence should be addressed. Fax: 81-92-642-3052. E-mail: sirahata@grt.kyushu-u.ac.jp.
Abbreviations: AET, 2-(aminoethyl)isothiuronium; AsA, ascorbic acid; CL, chemiluminescence; CLA, *Cypridina* luciferin analog; DO, dissolved oxygen; DH, dissolved hydrogen; EC, electrical conductance; HX, hypoxanthine; RP, redox potential; SOD, superoxide dismutase; XOD, xanthine oxidase.

269

『BBRC』에 실린 시라하따 교수의 논문 : 「전해 환원수는 활성산소를 제거하고 산화장애로부터 DNA를 보호한다」의 원본. 알칼리수에 들어 있는 활성수소가 만병의 근원인 활성산소를 없애주므로 건강에 좋을 뿐 아니라 만성 성인병에도 치료 효과가 있다고 하였다.

1. 활성산소 혹은 자유기는 생체분자에 산화장애를 초래하여, 노화를 비롯한 다양한 질환을 일으킨다.
2. 활성산소의 이상적 제거 물질은 활성수소이다.
3. 활성수소는 전기분해 과정에서 음극에서 생성된다.
4. 환원수는 높은 pH(수소이온농도), 낮은 DO(용존산소), 높은 DH(용존수소), 마이너스의 RP(환원전위)를 나타낸다.
5. 환원수는 비타민C나 카테킨, 탄닌산 등과 같이 활성산소 O_2^-를 제거할 수 있다.
6. 전기분해수의 활성산소를 없애는 작용(SOD 유사활성)은 극히 안정되어서 4℃로 1개월 이상 안정하며, 닫힌 용기 속에서는 고압 멸균하여도 변하지 않았다.
7. 수소가스를 물에 불어넣은 경우, 활성산소를 제거하는 능력은 없었다. 이것은 환원수의 SOD 유사활성이 분자수소에 의한 것이 아니라 원자수소(활성수소)에 의한 것임을 시사해준다.
8. 전기분해수는 활성산소에 의한 단일염기 DNA의 손상을 방지하여준다.

이 논문은 활성수소를 직접 관측하지는 않았지만, 전해 알칼리수가 활성산소를 없애는 능력이 있음을 보여줌으로써, 알칼리수에 활성산소를 제거하는 활성수소가 있다는 것을 제안하고 있다.

활성수소가 물 속에서 안정되게 존재할 수 있는가에 대해서는 논란의 여지가 있지만, 알칼리수가 활성산소를 없애는 능력을 갖고 있다

는 것을 증명하였고, 전해 알칼리수의 생리활성 효과를 설명할 수 있
는 이론을 최초로 제시한 것으로 학계에서는 받아들여지고 있다.

⊙ 항암, 항당뇨병 효과

이 외에도 시라하따 교수는 전해 알칼리수의 활성산소
에 의한 항암 및 항당뇨병 효과를 보여주는 논문들을 발표하
였다. 다음은 일본 농예화학학회에서 시라하따 교수가 1998
년과 2000년에 발표한 항암효과에 관한 논문 초록을 정리한 것이다.

생체 내에서 생성되는 활성산소종은 유전자, 세포막, 효소 등
을 손상시켜 각종 질병을 일으키는 원인으로 여겨지고 있다. 물
의 전기분해에 의해 얻어지는 전해 환원수는 강한 활성산소 제거
능력을 갖고 있어, 활성산소에 의한 DNA 손상을 억제하는 것으
로 알려져 있다.

시험관에서의 실험과 쥐를 이용한 동물 실험을 통하여 전해
환원수가 인체 암세포의 증식 및 전이에 미치는 영향을 다음에
검토하였다.

인체 폐암 세포주 A549 및 자궁경부암 세포주 HeLa, 그리고
침윤성이 높은 인체 섬유육종 세포주 HT1080을, 전해 환원수를
함유한 MEM 배지에서 배양하여, 세포주들의 증식 능력 및 시험

관 내에서 기저막 침윤 능력에 주는 영향을 조사하였다.

　그 결과 전해 환원수를 함유한 배지에서는 A549 및 HeLa 세포의 증식이 억제되었다. 이것은 전해 환원수가 암세포의 증식을 억제하는 신호 전달 경로에 영향을 주었을 것으로 추측된다.

　신호 전달 경로를 검토한 결과, 세포 분화와 증식에 관여하고 있는 MAP 키나제의 활성화가 전해 환원수에 의해 억제된 것이 발견되었다. 그 외에도 시험관 내 기저막 침윤 능력의 저하가 관찰되었을 뿐 아니라, 암세포의 전이에 밀접한 관계를 갖고 있는 MMP-2 (matrix metal protease, 조직을 분해하는 금속 함유 단백질 분해 효소) 및 MMP-9의 발현이 억제되는 것이 발견되었다.

　그리고 Balb/c 마우스에 Ras가 변형되어 암화된 SFME 세포를 피하주사하여, 종양의 증식에 미치는 환원수의 억제 효과를 연구한 결과, 현저한 증식 억제가 관찰되었다.

　이상의 결과는 전해 환원수가 암세포의 악성도를 저하시키며, 암세포의 전이를 억제하는 능력이 있음을 보여주고 있다.

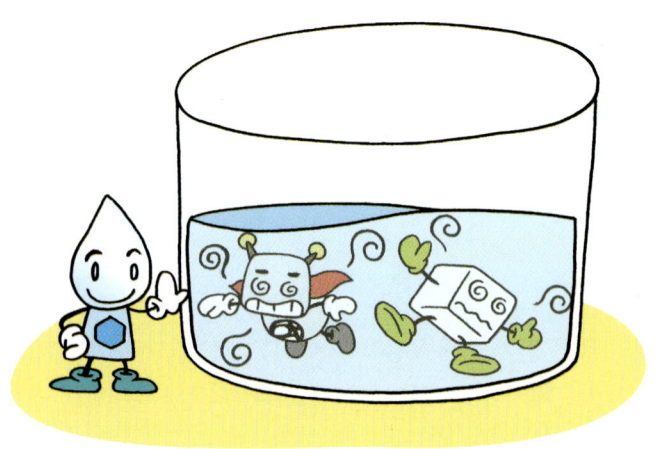

다음은 일본 농예화학학회지에 발표한 시라하따 교수의 전해 알칼리수의 항당뇨병 효과에 관한 논문의 요약이다.

당뇨병에는 췌장 랑게르한스섬의 베타세포가 면역계 세포의 공격으로 인해 인슐린 분비를 할 수 없게 되는 I형 당뇨병과 비만 등으로 인한 인슐린 분비 장애, 또는 근육이나 지방세포의 인슐린에 대한 반응이 저하되는 II형 당뇨병이 있다.

일본인의 당뇨병은 약 90%가 II형 당뇨병이다. 최근 인슐린 신호전달 장애에 의한 인슐린 내성이나 인슐린 분비 장애에 있어서의 활성산소의 관여가 해명되고 있다. 그래서 랫트의 근육 세포주 L6 및 마우스 지방세포주 3T3/L1을 사용하여 당 수용에 미치는 전해 환원수 및 천연 환원수의 효과를 연구하였다.

L6세포를 사용하여 환원수가 세포 내의 활성산소를 소거하는 것을 확인한 후 표식한 2-데옥시-[^{3}H]-D-글루코오스의 세포 내 수용 속도를 조사하였다.

그 결과 전해 환원수 및 천연 환원수가 근육 및 지방세포로의 당 수용을 촉진하는 것이 판명되었다.

이 환원수의 인슐린 유사활성은 인슐린 신호전달의 주효소인 PI-3 키나아제의 저해제에 의해서 완전히 억제되었다.

또 환원수에 의해서 당 수송체 GLUT-4의 세포막으로의 이동이 촉진되는 것이 확인되었다.

이들 결과에서 전해 환원수 및 천연 환원수는 인슐린과 동일하게 신호 전달 기구에 작용하여 당 수용을 촉진하는 것으로 추정되었다.

질병을 치유하는 물로 알려져 있는 히다 천령수나 독일 노르 데나 우물에도 세포 내 활성산소 제거 작용과 강한 당 수용 촉진 활성이 확인되었다. 그러나 시판 미네랄워터에는 세포 내 활성산소 소거 작용이나 당 수용 촉진 작용이 없었다.

Ⅱ형 당뇨병 모델마우스는 뇌의 랩틴 수용체의 유전적 결손으로 인해 식욕이 억제되지 않아 비만으로 연결, 당뇨병이 발생한다. 이 마우스를 사용한 동물 실험에서도 환원수가 당뇨병 마우스의 당에 반응하지 않는 유전적 장애를 개선하고 혈당치를 저하시키는 것이 증명되었다.

뿐만 아니라 최근 영국의 세계적인 과학잡지 『네이쳐』에 당뇨병에 의해 발생하는 수많은 합병증들이 사실은 혈당상승에 의해서 활성산소가 과잉 형성됨에 기인한다고 발표되기도 하였다 (Nature, v404, 787~790, 2000).

이것은 전기분해 약알칼리수를 음용하여 활성산소를 제어함으로써 당뇨병의 합병증을 예방할 수 있다는 것을 의미한다.

암과 당뇨병 이외에도 활성산소가 원인이 되어 일어나는 질병은 많다. 다음은 활성산소와 관련이 있는 것으로 알려져 있는 질병들이다.

노화, 암, 당뇨병, 치매, 아토피성 피부염, 천식, 스트레스성 위·십이지장궤양, 동맥경화, 류머티즘, 백내장, 기미, 주근깨, 파킨슨병, 베체트병, 남성불임증, 임신중독증, 뇌졸중, 심근경색, 방사선장애 등, 활성산소와 관련이 없는 질병은 없다고 해도 과언이 아닐 정도이다.

환원력을 높이는 또 다른 방법들

물의 환원력을 높일 수 있는 방법으로 전기분해하는 방법 이외에도, 고주파 교류전원을 사용하는 방법, 그리고 정전장을 사용하는 방법, 미네랄 스틱을 이용하는 방법 등을 들 수 있다. 마그네슘과 아연과 같은 미네랄(실지로는 의왕석: 맥반석과 같은 미네랄이 풍부한 암석)을 첨가해 준 후 20KHz~60KHz의 고주파전원을 가하면 전극의 방향이 계속 바뀜에 따라 물분자의 활발한 운동이 일어나며, 물은 전기분해되지 않는 상태에서 높은 에너지를 갖게 된다. 그리고 이 과정에서 물에는 전자가 풍부히 공급된다고 한다.

머리말에서 언급했던 일본의 환원수는 이 방법을 말한다. 그 외에도 비장탄(일본의 참나무숯)을 안에 넣어 만든 스테인레스의 전극을 물에 넣은 후, 외부에서 정전장을 걸어주면 물분자가 분극화되어 안정화되며, 전극으로부터 전자가 공급되어, 전자가 풍부한 물이 만들어진다고 한다(전자수, 일본). 전자가 풍부한 물은 쉽게 다른 물질을 환원시킬 수 있을 것이다. 한국에도 똑같은 개념의 제품이 있으나, 이 경우 비장탄 대신 국산 참나무 숯과 맥반석을 넣어 사용한다. 마그네슘과 같은 미네랄은 물과 반응하여 수소를 발생하며 물의 산화환원전위(ORP)를 낮추어 주며 물을 알칼리성으로 바꾸어 준다. 이러한 미네랄들과 좋은 기운을 담고 있는 광석들을 섞어서 미네랄 스틱을 만들어 물에 환원력을 제공하는 방법도 있다. 고주파 교류전원이나 정전장을 이용하는 방식들이 전기분해수와 마찬가지로 좋은 기운이 담겨져 있지 않은 반면에, 미네랄 스틱은 좋은 기운을 쉽게 담을 수 있는 장점이 있고, 또 기능성에 비해 상대적으로 가격이 저렴하다. 하지만 수소발생과 함께 형성되는 산화마그네슘이 마그네슘의 표면에 점차적으로 코팅되어 1~2주 사용하면 더 이상 ORP를 낮추지 못하게 되어, 정기적으로 묽은 산으로 세척을 해야만 하는 단점이 있다.

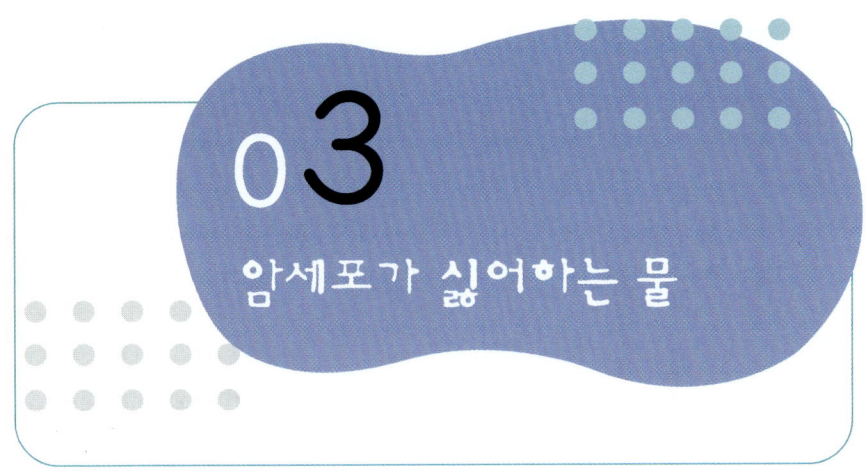

03

암세포가 싫어하는 물

● 암세포는 구조가 치밀한 물을 싫어한다

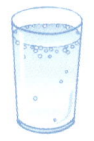 다시 말하지만 6각수를 만드는 가장 효율적인 방법이 전기분해 방법이다. 국내에서 행해진 6각수를 이용한 연구 결과는 다음의 두 경우가 있었다.

하나는 앞에서 설명했던 대로 1980년대에 최규완 박사와 전무식 박사에 의해서 만성변비 환자를 대상으로 실시, 그 효과를 입증한 예가 그것이고, 다른 하나는 역시 전무식 박사와 일본의 하야시 박사에 의해서 시험관에서 암세포의 성장을 억제하는 효과를 보여준 것이 그것이다.

두 경우 모두 칼슘을 첨가한 전기분해에 의해서 형성된 알칼리수를 6각수라고 가정하고 실험을 진행하였다.

전해 알칼리수가 6각수인 이유는 다음과 같다.

일반적으로 미네랄 이온들은 물의 구조를 치밀하게 해 준다. 구조

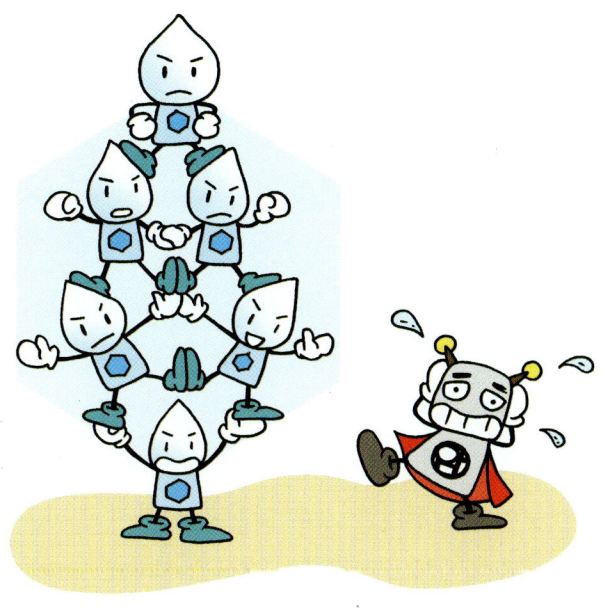

형성성 미네랄 이온이 물에 녹게 되면 6각수가 형성되지만, 현실적으로 구조형성성 이온만을 물에 넣어주기는 어렵다.

예를 들어 나트륨은 염소이온과 함께 소금(NaCl)으로 존재하지 나트륨만 달랑 존재할 수는 없기 때문이다. 나트륨이온은 구조를 치밀하게 하지만 함께 존재하는 염소와 같은 음이온은 오히려 구조를 파괴하는 것이다.

전기분해를 하게 되면 구조를 형성하는 미네랄 이온들이 음극으로 몰려가고 구조를 파괴하는 음이온들은 양극으로 몰려가게 된다. 즉, 전기분해의 음극에서 형성되는 전해 알칼리수는 구조를 형성하는 미네랄 이온들을 많이 포함하게 되고 구조를 파괴하는 음이온은 제거되기 때문에 구조가 치밀한 6각수를 형성할 수 있는 것이다.

6각수를 이용하여 암세포를 인공 환경에서 MEM이라는 배양액을 이용하여 배양한 실험을 살펴보겠다.

배양액은 아무 것도 처리하지 않은 물을 사용한 대조군, 대표적인 구조형성성 이온인 칼슘이온을 첨가한 후 전기분해를 한 물을 사용한 시험군으로 나누어, 암세포가 자라는 차이를 검토하였다.

대조군에서는 12만 개이던 종양세포가 4일 후에는 320만 개까지 증식했다. 그러나 칼슘을 이용해 전기분해한 물을 배지로 사용한 시험군에서는 2만 개까지 감소했다. 하지만 구조파괴성 이온으로 알려진 알루미늄이온을 첨가한 경우 암세포는 다시 증식을 시작하였다. 이것은 시험관 내에서의 실험이기 때문에 실제로 인체 내에서도 똑같은 결과가 얻어질지는 정확한 임상 실험을 해보아야 할 것이다.

하지만 물은 마신 후 1분 정도면 혈액에 도착하고, 20분이면 인체 세포 곳곳에 도달할 수 있다. 때문에 기존 약물들의 경우 시험관 실험과 인체 실험 결과가 다를 수 있지만, 물의 경우 실험 결과가 그렇게 많이 차이나지 않을 것이다. 그리고 항암제의 경우 암세포 뿐 아니라 정상세포도 죽이는 무서운 독성을 갖고 있다. 당연히 물은 그런 독성이 전혀 없다.

전기분해 알칼리수를 이용한 위의 연구는 암세포가 구조가 느슨한 물을 좋아하는 반면에 구조가 치밀한 물은 싫어한다는 것을 구체적으로 보여주고 있다.

구조형성성 이온인 칼슘이 들어간, 구조가 치밀한 물 속에서 암세포는 성장을 멈추었을 뿐 아니라 오히려 그 수가 줄어들었으나, 구조파괴성 이온인 알루미늄을 첨가한 경우는 다시 증식이 시작되었던 것이다.

구조형성성 이온과 구조파괴성 이온

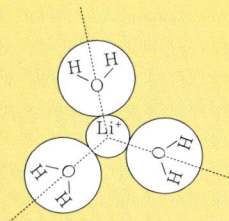

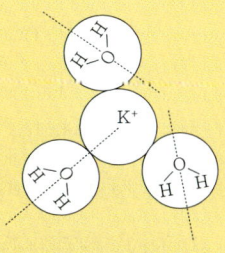

물에 녹는 이온 중에서 이온의 크기가 작고 전하가 큰 경우에는 물의 구조를 강화하는 성질이 있고, 이온의 크기가 크고 전하가 작은 경우에는 물의 구조를 오히려 파괴하는 성질이 있다. 옆의 그림은 대표적 구조형성성 이온인 리튬이온(Li^+)(위)과 구조파괴성 이온인 칼륨이온(K^+)(아래) 주위의 물분자의 배열을 보여주고 있다. 리튬이온의 경우에는 반지름이 작기 때문에 리튬이온이 물분자를 전기적으로 끌어 다니는 힘이 물분자간의 수소결합보다 세어져서, 물분자는 회전을 해서 부분적 음전하를 갖는 산소원자가 리튬이온 쪽을 향하도록 방향이 배열된다.

반면에 양이온의 반지름이 커짐에 따라 양이온과 물분자간의 전기적 인력은 점점 약해진다. 그래서 어느 크기에서는 양이온과 물분자 사이의 인력과 물분자간의 인력이 같아진다. 양이온의 반지름이 더 커져서 양이온과 물분자간의 전기적 인력이 물분자간의 인력보다 작게 되면 이제 물분자는 양이온의 인력으로 자유롭게 된다.

예를 들어 칼륨이온의 경우에는 칼륨이온과 물분자의 산소간의 끌어들이는 힘이 물분자끼리 서로 끌어들이는 힘보다 약하기 때문에 칼륨 주위의 물분자는 물만 있을 때에 비해서 오히려 더 운동하기 쉬운 상태가 되는 것이다. 결국 물분자는 칼륨이온에 의해서 물분자간의 속박으로부터 더 자유로워진 것이다.

리튬, 칼슘, 나트륨, 아연, 철, 구리, 게르마늄 등은 구조형성성 이온이며, 칼륨과 마그네슘, 알루미늄, 염소, 암모늄 등은 구조파괴성 이온이다. 물에 구조형성성 이온이 녹아 있으면 물의 구조는 더 치밀해지지만, 물에 구조파괴성 이온어 녹게 되면 물의 구조가 파괴되어 오히려 순수한 물보다도 물분자의 자유도가 더 증가하게 된다.

● 암세포의 증식을 억제하는 알칼리수

최근 일본에서 폐암 및 자궁암세포를 이용한 실험에서도 전기분해 알칼리수가 암세포의 증식을 억제하는 것으로 관찰되었다. 이 전기분해 알칼리수를 이용한 관찰에서 특이할 만한 것은 암세포의 염색체 끝에 있는 DNA인 텔로미어(Telomere)의 길이가 줄어든다는 것이었다.

이 텔로미어는 무엇인가 알아보자.

사람을 이루고 있는 체세포는 하나의 세포가 두개로 또 네 개의 세포로 분열하지만 그 세포마다 내재하고 있는 고유한 수명이 있어서 50번 정도 분열하면 더 이상 분열할 수 없게 된다. 그 후에는 세포는 더 이상 분열하지 못하고 죽음을 맞이하게 된다.

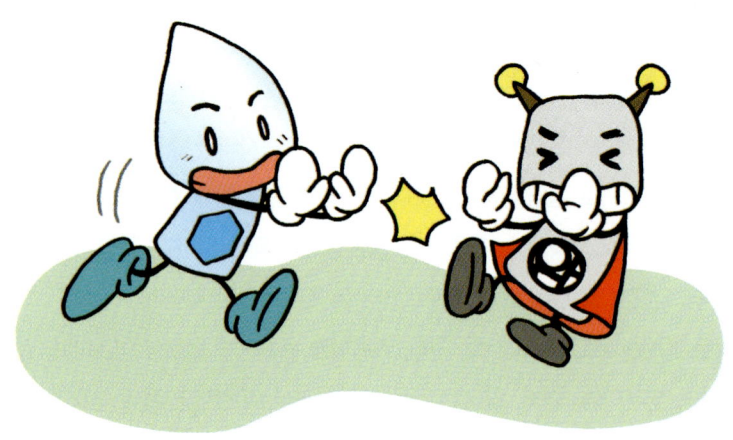

그런데 체세포가 암세포로 변화하게 되면 세포에 내재하고 있는 일정한 수명이 없어진다. 암세포는 50번 뿐 아니라 제한 없이 한없이 분열한다. 그렇게 암세포가 죽지 않게 됨에 따라 암환자는 죽음에 이르게 된다.

어떻게 해서 암세포는 죽음을 극복할 수 있을까? 최근에 발표된 텔로미라제라는 효소에 관한 학설은 이렇다.

인간을 이루는 모든 정보는 DNA라고 하는 유전물질에 담겨져 있다. DNA에서 지령을 받아 근육과 같이 몸을 이루는 단백질과 몸 안의 생화학적 반응을 일으키는 단백질(효소)이 형성된다. 그러나 몸 안에는 필요한 물질을 만드는 DNA 뿐 아니라, 아무런 난백질도 민들지 않는 텔로미어 같은 DNA도 있다.

이 필요없는 듯한 텔로미어 DNA는 염색체의 양쪽 가장 끝에 위치하고 있다. 하나의 세포가 두개로 분열할 때마다 DNA도 복제가 되어서 두개로 된다. 그런데 DNA가 복제될 때마다 염색체의 양쪽 끝에 있는 DNA는 조금씩 짧아질 수밖에 없는데, 바로 텔로미어 DNA부터 짧아지기 시작한다.

그렇게 해서 세포가 일정한 횟수만큼 분열한 뒤, 텔로미어가 거의 없어져서 더 이상 유전자를 보호할 수 없을 때, 이제는 몸 안에 필요한 물질을 만드는 DNA가 손상 입을 수밖에 없다.

그 때 세포는 유전자가 손상되어 몸 전체의 이상을 초래하느니 스스로 아포토시스(Apoptosis)라고 불리는 죽음의 길을 택한다. 즉, 텔로미어는 세포에 일정한 수명을 부여하는 것이다.

그런데 암세포에서는 놀랍게도 텔로미어를 복구할 수 있는 텔로미라제라는 효소가 있는 것이 최근 밝혀졌다. 그래서 암세포는 분열할 때마다 손상당한 텔로미어가 텔로미라제에 의해서 복구되어서 한없이 분열할 수 있게 되는 것이다. 바로 암세포에는 영원히 죽음이 찾아올 수 없는 것이다.

그런데 전기분해 알칼리수에 의해서 암세포의 텔로미어 길이가 줄어든다는 사실은 암세포가 정상세포에 가까운 성질을 회복하여 더 이상 불멸의 세포가 아니게 변화하였다는 것을 의미한다.

전기분해 알칼리수에 의해서 배양한 암세포의 텔로미라제 활성은 다른 암세포와 똑같았다.

그렇다면 전기분해 약알칼리수가 암세포의 성장을 억제하는 이유는 텔로미라제와 텔로미어가 결합하는 것을 억제하는 것이라고 추정할 수 있다.

이것 역시 전기분해 알칼리수의 특수한 구조에 의해서 일어난다고 생각된다.

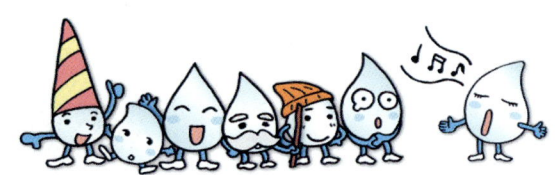

텔로미라제의 신비

　암세포 뿐 아니라 텔로미라제가 작용하는 정상세포도 있다. 바로 생식세포이다. 생식세포에 텔로미라제가 없다면 우리는 부모가 남겨준 이미 짧아진 텔로미어를 갖고 태어날 것이다. 생식세포에서 텔로미라제가 작용하지 않는다면 우리는 부모가 남겨놓은 텔로미어 길이에 해당하는 한정된 삶을 살아야 할지도 모른다.

　최근 체세포 복제양 돌리의 텔로미어 길이가 어미보다 짧은 것이 관찰되었다. 돌리가 몇 살까지 살 수 있을지 과학적으로 논란이 되고 있다.

　텔로미라제를 만드는 유전자는 암세포나 생식세포에서 만들어진 것이 아니라 원래 약 3-6만개 정도로 추정되는 인간의 유전체에 포함되어 있는 것이다. 이 유전자는 평소에는 생식세포를 제외한 정상세포에서는 억제되어서 텔로미라제를 만들지 못한다. 그러나 정상세포가 암세포로 전환되면 텔로미라제를 만드는 유전자는 더 이상 억제되지 못하고 텔로미라제를 생산하게 된다. 그래서 분열할 때마다 손상된 DNA를 텔로미라제가 복구하여 주게 되어 암세포는 영원히 분열할 수 있게 되는 것이다.

　현재 텔로미라제 연구의 가장 중요한 관점은 텔로미라제와 암세포사이의 작용을 밝히는 것이다. 이 것이 밝혀지면 암을 정복하는데 큰 도움이 될 것이다.

혈액을 청소하는 알칼리수

이제는 산성화된 혈액에 알칼리수가 어떤 역할을 하는지 알아보겠다. 혈액은 잠시도 쉬지 않고 온 몸 구석구석을 다니면서 생명 유지에 필요한 물질을 전달하고, 불필요한 물질들을 회수하여 간으로 운반하여 해독하고, 또 폐와 신장으로 배설시킨다. 혈액이 혈관을 거침없이 흐르고 있다면 신진대사는 원활하게 이루어지지만, 혈액이 탁해져서 잘 흐르지 않게 되면 여러 가지 말썽이 생기게 된다.

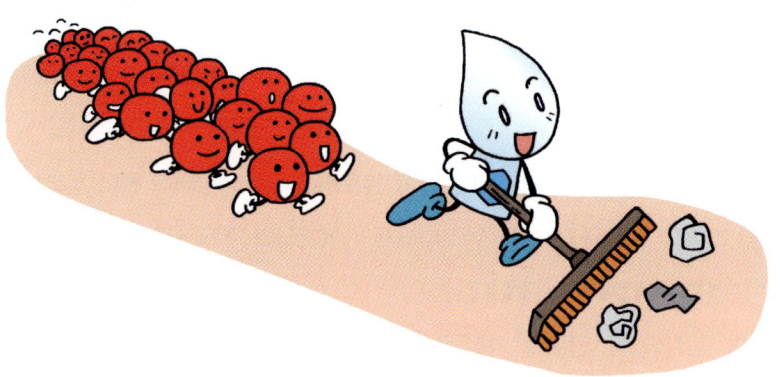

혈액이 탁해진다는 것은 바로 혈액이 산성화되어 혈액의 점도가 높아진다는 뜻이다. 정상 혈액은 약 pH 7.4의 약알칼리성이지만 동물성 단백질이나 지방 등을 과잉 섭취할 경우, 또 운동 부족이나 특히 스

트레스를 받게 되면 산성화된다.

예를 들어 쥐를 바구니에 넣어 2주 동안 막대기로 찔러 초조하게 하거나 화나게 하는 등의 강한 스트레스를 주었더니, 모든 쥐의 뱃속에는 궤양이 생겼으며, 그중에는 출혈이 생긴 쥐도 있었다. 그리고 쥐의 혈액의 pH는 0.2나 낮아졌다.

실제로 pH가 0.2 낮아졌다는 것은 수소이온 농도가 약 60% 증가하였다는 것을 의미한다. 모세혈관을 좁게 하기 위해서 실로 약간 묶어주었을 때도 똑같은 결과를 보였다.

산성은 혈액을 응고시키는 것이 일러졌다. 예를 들이 먼도히디기 얼굴에 피가 날 때, 알칼리수를 바르면 피가 멎지 않는데, 산성수를 바르면 곧 멎는다. 산성이 피를 응고시키기 때문이다. 산성이 피부에서 아스트린젠트 효과를 나타내기 때문에 애프터 쉐이브 로션은 산성수를 사용하는 것이다.

산성이 혈액을 응고시킨다는 사실의 의미는 과학적으로 다음과 같이 설명할 수 있다.

최근 혈액이 산성화되면 적혈구의 유연성이 떨어진다는 것이 밝혀졌다. 적혈구의 유연성이 떨어지면 모세혈관을 통과하기가 힘들어지고, 그에 따라 모세혈관이 적혈구에 의해 막혔다 뚫렸다를 반복하는 한편, 부분적으로는 적혈구가 모세혈관을 막아버리기도 한다.

그런 과정에서 다량의 활성산소가 생성되는데 활성산소는 또 적혈구의 막을 파괴해 적혈구를 더욱 경직시킴으로써 이런 악순환을 반복하게 된다.

이런 현상이 오래가면 적혈구가 혈관을 막아버리는 소위 울혈(Blood Congestion) 현상이 일어난다. 울혈 현상이 지속되면 적혈구가 산소를 조직에 충분히 제공할 수 없게 되고, 그러한 산소 부족은 세포가 충분한 에너지를 만들어내지 못하게 한다.

예를 들어 포도당 1분자가 산소를 충분히 사용할 경우에 H_2O와 CO_2로 완전 연소되는 것에 비해, 산소가 부족한 경우에는 포도당이 완전 연소되는 과정으로 들어가지 못하고 젖산을 만들면서 완전 연소되는 경우의 약 1/6 정도의 에너지만 생성한다. 이 정도의 에너지로는 세포가 필요로 하는 에너지를 충족시키지 못하기 때문에 세포의 포도당 요구량은 점점 커진다.

그러면 포도당 역시 혈액을 통해서 공급이 제대로 되지 않기 때문에 세포는 단백질을 분해하여 급하게 필요한 에너지를 조달하게 된다.

이 과정에서 다량의 암모니아가 형성되는데, 평상시와는 달리 암모니아가 간으로 제대로 운반되지 못하므로 울혈된 조직 근처는 오히려 알칼리성으로 변한다.

산성혈액으로 시작되었지만, 울혈 상태가 지속됨에 따라 병소는 오히려 알칼리화 되는 것이다. 실제로 부항 등의 방법으로 병소의 체액을 빼내어 pH를 측정해보면 매우 강한 알칼리성을 띠고 있다.

우리 몸은 혈액이 pH를 일정하게 유지시켜주는 뛰어난 능력을 갖고 있지만, 과잉 영양 상태, 스트레스 상태 등이 오래 지속될 경우 산성화될 수 있다. 그러나 알칼리수를 오랫동안 음용하는 경우 산성화된 혈액을 약알칼리 상태로 되돌릴 수 있게 된다.

미국 달라스 시는 체액의 산성화를 방지하기 위해서 수돗물의 pH 를 8.3~9.0으로 조정해서 공급하고 있다. 현대인에게 환영받는 음식 물일수록 거의 다 산성식품이기 때문에 몸 안에서 벌어지는 높은 산 성의 증가 추세를 누그러뜨리기 위해, pH가 높은 알칼리성의 물을 공 급하는 것이다.

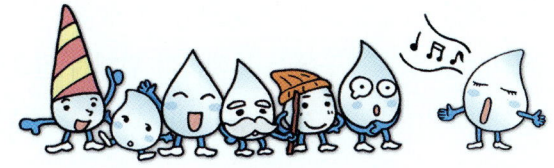

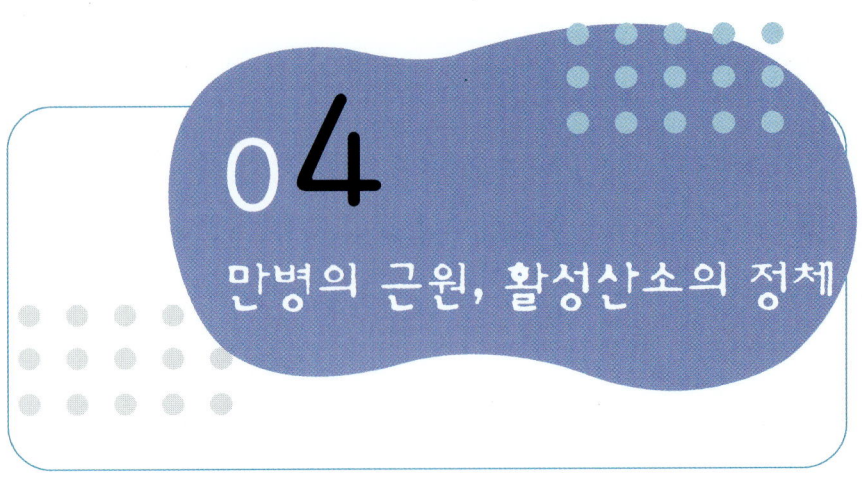

04
만병의 근원, 활성산소의 정체

● 활성산소의 양면성

산소가 없으면 인간은 단 10분도 살아갈 수 없다. 그만큼 산소는 인간의 생명을 유지하는 데 필수적인 존재이다.

산소를 이용하여 우리 몸은 살아가는 데 필요한 에너지를 만들 수 있다. 하지만 산소는 천사의 모습뿐 아니라 악마의 모습도 갖고 있다. 체내에서 만병의 근원이며 노화의 주요 원인인 활성산소를 생성시키는 것이다.

우리가 마시는 산소의 약 2% 정도가 활성산소로 변한다. 활성산소는, 체내에서 에너지를 생성하기 위해서 전자가 산소까지 전달되는 과정에서 자연스럽게 형성된다. 이 활성산소는 인체에 침입한 세균 등 이물질을 백혈구에서 분해하기 위해서 필요하다. 그리고 최근에는 활성산소가 인체의 세포 성장 및 사멸과 관련된 다양한 생체 신호 전달 과정에서 매우 중요한 역할을 한다는 것이 밝혀지기도 하였다. 하지만 이렇게 생긴 활성산소는 세포를 가리지 않고 작용하기 때문에 인체에 나쁜 영향을 미치기도 한다.

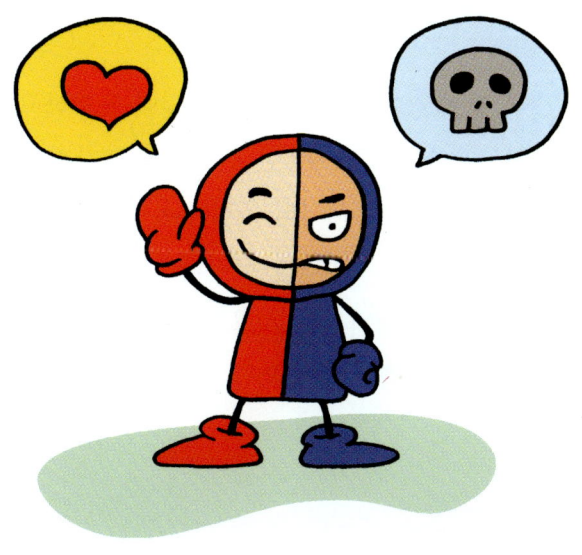

활성산소란 화학구조상 산소와 약간 다른 '활성형의 산소'를 말한다. 산소 원자핵이 있고 그 주위를 도는 전자는 반드시 쌍을 이루어야 안정이 되는데, 활성산소는 쌍을 이루지 못한 전자를 갖고 있다. 그래서 다른 물질에 전자를 내어주든지 다른 물질로부터 전자를 뺏든지 해서 스스로 안정을 찾고자 한다. 따라서 반응성이 매우 뛰어나, 조직이나 세포, 세균 등을 가리지 않고 반응하여 결합하고, 이를 파괴한다.

그러나 활성산소는 반응성이 뛰어난 반면 수명이 매우 짧다.

예를 들어 초산화이온(O_2^-, 수퍼옥사이드 레디칼)의 수명은 백만 분의 1초에 불과하며 수산화자유기(OH·)의 수명은 더욱 짧다. 그렇게 활성산소는 수명이 짧기 때문에 인체내에서의 활성산소의 해독은 실제로는 활성산소 자체에 의한 것보다는 과산화지질에 의해서 더욱 많이 일어난다.

과산화지질은 활성산소가 불포화탄소를 많이 포함하고 있는 지질과 반응하여 생성된다. 과산화지질은 반응성은 그다지 강하지 않으나, 몸속에 오랫동안 머물며 서서히 조직이나 장기에서 세포 내부로 침투하여 세포를 손상시키고 파괴한다. 따라서 활성산소가 생체에 미치는 해독은 활성산소 자체에 의한 것보다는 오히려 활성산소가 지질과 만나서 형성되는 과산화지질에 의한 것이 생체에 더욱 나쁜 영향을 미치는 것이다.

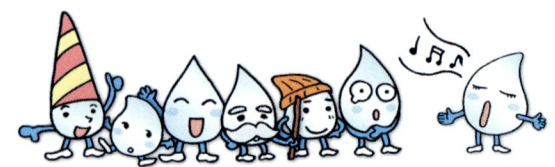

활성산소의 형성

활성산소는 다음과 같이 만들어진다. 먼저 산소는 반응성이 강하며 매우 불안정한 초산화이온(O_2^-, 수퍼옥사이드)으로 변한다. 초산화이온은 SOD(수퍼옥사이드 디스뮤타제)라는 효소에 의해서 상대적으로 반응성이 약한 과산화수소(H_2O_2)로 변환되며, 과산화수소는 카탈라제, 글루타치온 퍼옥시다제, 퍼옥시레독신과 같은 효소들에 의해서 물로 변환된다. 그러나 과산화수소는 제대로 처리되지 않으면, 반응성이 강한 수산화자유기(OH·)로 변환되기도 한다. 수산화자유기 역시 반응성이 매우 강하다.

산소의 불완전한 환원에 의해 생긴 초산화이온, 과산화수소, 수산화자유기들을 활성산소 물질이라고 한다. 활성산소 물질은 다른 물질에 전자를 내주거나 다른 물질로부터 전자를 빼앗아 안정을 찾고자 한다.

예를 들어 초산화이온은 산소에 추가로 마이너스 전자를 지니고 있기 때문에 자신이 안정되기 위해 플러스 전하를 띠고 있는 것과 급히 반응한다. 또 수산화자유기(OH·)는 H를 상대로부터 갖고 오면 H_2O로 안정되기 때문에 H를 가진 물질과 빨리 반응한다.

스트레스와 활성산소

활성산소는 체내에서 에너지를 생성하기 위해서 전자가 산소까지 전달되는 과정에서 자연스럽게 형성된다. 이렇게 생성된 활성산소는 인체에 침입한 세균 등 이물질을 백혈구에서 분해하기 위해서 사용된다.

그런데 중요한 것은 우리 몸에 꼭 필요한 활성산소가 과도하게 만들어졌을 때는 우리 몸을 해친다는 것이다. 필요한 양을 제외한 여분의 활성산소가 문제인 것이다. 이 여분의 활성산소는 다시 세포의 바깥으로 흘러나가 박테리아와 바이러스를 분해하는 강력한 힘으로 이번에는 혈관 내벽과 내장을 공격해서 여러 가지 질병을 일으키는 것이다.

그렇다면 언제 이 여분의 활성산소가 생기는 것일까?

첫째, 인체에서 활성산소가 가장 많이 생기는 경우는 혈액의 흐름이 멈추었다가 다시 재관류될 때이다. 장기 이식이나 심장수술을 할 때 혈액의 흐름을 멈추었다가 나중에 재관류하게 되면서 활성산소가 형성된다. 이때 생성되는 활성산소의 양은 엄청나서, 초창기 장기이식이나 심장수술을 할 때는 장기이식에 따른 면역 거부 작용보다도 활성산소의 부작용으로 환자가 죽는 일이 다반사였다.

둘째, 정상적인 인체에서 혈액의 재관류가 일어나는 경우가 있다. 바로 스트레스를 받을 때와 심한 운동을 할 때이다.

스트레스는 원래 생체를 지켜주는 생체의 방어 작용이다. 동물이나 인간은 적을 만나게 되면 싸우는 능력이 극대화되는데, 스트레스 상황에서는 생체가 싸우는 상태와 같은 생리적 반응을 나타낸다.

우리 몸은 스트레스를 받으면 먼저 교감신경이 자극되어서 근육 활동을 활발하게 하는 아드레날린이라는 호르몬의 분비가 촉진된다. 그 결과 호흡이 빨라지며, 혈당치가 오르고 맥박이 늘어 혈압이 상승해 싸우기 편리하게 몸이 만들어진다.

이러한 스트레스 상황에서 인체의 혈액은 최대한의 운동 능력을 발휘하기 위해서 심장과 근육으로 몰리게 되고, 상대적으로 내부 장기에서는 혈액이 빠져나간다. 자연히 호흡을 깊이 하지 못하게 되어 혈액이 산성화되는 것이다.

이렇게 혈액이 산성화됨에 따라 이번에는 적혈구의 유연성이 떨어져서 적혈구가 모세혈관을 쉽게 통과하지 못하여 '막혔다, 뚫렸다'를 반복한다. 또 부분적으로는 모세혈관을 적혈구가 막아버리기도 한다. 그런 과정에서 다량의 활성산소가 생성되며, 이렇게 생성된 활성산소는 또 적혈구의 막을 파괴해서 적혈구를 더욱 경직시켜 악순환이 반복된다.

또한 혈액이 산성화됨과 동시에 뇌의 시상하부에서 뇌하수체에 부신피질 자극 호르몬을 분비하도록 명령하면, 부신에서는 부신피질 호르몬이 분비된다. 체내에서 면역기능을 담당하는 임파구가 이 호르몬에 매우 약해, 흉선이나 비장에서 임파구가 죽으면서 면역기능이 떨어진다.

이후 스트레스에서 해방이 된다 해도 긴장이 풀어지면서 내부 장기로 혈액이 재관류하게 되는데, 이때 앞에서 말한 것처럼 활성산소가 다량 만들어지며, 내부 장기가 손상을 입는다.

따라서 스트레스 반응은 긴급 반응이므로 그 빈도가 늘어나고 일상화되면 몸은 더 이상 견딜 수 없게 된다. 스트레스에 의해 생긴 활성산소에 의해 위점막이 상처를 입고 출혈을 일으킨다거나 구멍이 뚫리는 등의 장애가 발생하는 것이다.

운동을 하는 경우에도 심장과 근육으로 피가 몰리기 때문에 소화기관에 허혈 현상이 일어났다가 운동이 끝난 후, 소화기관으로 다시 피가 몰리면서 다량의 활성산소가 발생한다. 때문에 운동을 마친 뒤 반드시 마무리 운동을 철저히 해서 갑자기 내부장기로 피가 몰리지 않도록 하지 않으면, 운동은 몸에 오히려 해로울 수도 있는 것이다.

셋째, 활성산소는 인체 외부에서도 발생하는데, 자외선, 방사선, 공기 오염, 화학 물질(담배·농약·살충제·가공식품·염소화합물) 등에 의해서 대량으로 발생한다. 현대인은 스트레스에서 자유로울 수 없을 뿐 아니라, 오존층의 파괴에 의한 다량의 자외선에 노출되어 있고, 또 공해·화학 물질에 의해서 활성산소가 다량으로 생성될 수밖에 없는 환경에서 살고 있는 것이다.

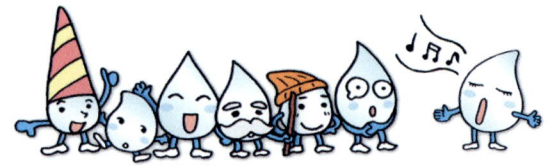

● 인체의 활성산소 제거시스템

그렇다면 인체는 이 여분의 활성산소를 어떻게 처리할까? 인체에는 활성산소를 제거하는 효소들이 있다. SOD(수퍼옥사이드 디스뮤타제), 카탈라제, 글루타치온 퍼옥시다제, 퍼옥시레독신 등이 바로 그 효소들이다.

SOD는 초산화이온을 과산화수소로 바꾸어주며, 카탈라제, 글루타치온 퍼옥시다제, 퍼옥시레독신은 그렇게 생성된 과산화수소를 물과 산소로 변화시킨다. 또 글루타치온 퍼옥시다제는 과산화지질의 형성을 방지해주기도 한다.

카탈라제와 글루타치온 퍼옥시다제, 퍼옥시레독신은 인체의 신호 전달 과정에서 중요하게 사용되고 있지만 분자량이 매우 크다. 일반적으로 이들 항산화 효소 중에서 SOD가 과잉 생산된 활성산소의 해독을 보호해줄 수 있는 가장 중요한 물질로 여겨지고 있다.

문제는 이 SOD가 나이가 들어감에 따라 차츰 그 힘이 약해진다는 점이다. 이런 효소들은 장에서 소화효소에 의해서 분해될 뿐 아니라 분해되지 않더라도 큰 분자량 때문에 섭취할 수 없다.

분자량이 큰 항산화 효소시스템 외에도 저분자 항산화 물질, 즉, 비타민C, 비타민E, 베타카로틴, 플라보노이드, 폴리페놀, 카테킨 등은 내복하면 장에 흡수되어 인체를 활성산소로부터 보호할 수 있다.

우리가 스트레스를 받지 않고 공해가 없는 깨끗한 환경에서, 싱

싱한 식품을 섭취하면서 사는 게 가장 좋겠지만 현재로선 거의 불가능하다. 때문에 현실적으로 여러 가지 항산화 물질을 섭취하는 것이 가장 좋은 방법이라고 생각된다. 하지만 식물에서 섭취하는 저분자 항산화 물질들은 대부분 중합체를 이루고 있기 때문에 중합을 깨는 특별한 처리를 하기 전에는 체내에서 제대로 활동하지 못한다.

현실적으로 비타민C와 비타민E가 가장 쉽게 섭취할 수 있는 항산화제라고 할 수 있을 것이다. 비타민E의 경우는 지방에 녹는 지용성이어서 과량 섭취하면 배출이 잘 되지 않아 몸 안에 지나치게 쌓여 해로운 영향을 줄 수 있다.

반면에 비타민C는 수용성이어서 몸 안에 쌓이지 않고 배설되기 때문에 현실적으로 가장 유용하게 사용할 수 있는 항산화제라고 할 수 있겠다. 비타민C의 항산화 효과에 대해서는 다음에 좀 더 자세히 살펴보겠다.

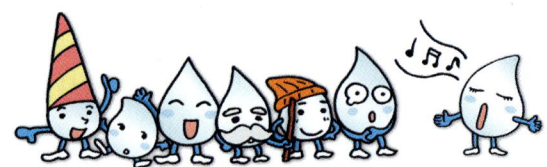

과산화수소와 오존

과산화수소(H_2O_2)는 짝을 못 이룬 전자를 갖고 있지 않기 때문에 엄밀하게 말해서 활성산소라고 말할 수는 없다. 과산화수소는 다른 활성산소 물질에 비해 비교적 안정되어 있으며 지질막을 통과할 수 있기 때문에 과산화수소가 세포의 성장과 사멸과 같은 기능을 조절하는 데 중요한 역할을 하는 것으로 추정된다.

하지만 과산화수소는 언제든지 전자를 받아서 불안정한 수산화자유기(OH·, 하이드록시 레디칼)로 변할 수도 있다.

살균제로 쓰이는 옥시풀이 바로 과산화수소를 묽힌 용액이다. 옥시풀을 소독제로 사용할 때 거품이 나오는 이유는 과산화수소가 세균과 반응하여 나오는 것이다. 과산화수소야말로 천사와 악마의 얼굴을 동시에 갖고 있다고 할 수 있겠다.

체내에서 형성되지는 않지만 오존(O_3)도 넓은 의미에서는 활성산소에 속한다. 과산화수소와 마찬가지로 오존으로부터 유리된 O가 불안정해서 안정한 O_2가 되려고 산소를 갖는 물질과 반응하는 것이다. 결국 오존은 과산화수소와 동일한 살균 작용을 한다고 볼 수 있다.

활성수소가 활성산소를 제거한다?

전해 알칼리수는 활성산소를 없애는 능력이 비타민C와 비타민E 못지않게 뛰어나다.

시라하따 교수에 따르면 전해 알칼리수에는 수소원자가 듬뿍 들어 있어서, 활성산소를 제거하는 역할을 한다고 하였다.

전해 알칼리수는 높은 pH, 낮은 용존산소(DO), 마이너스의 산화환원전위(ORP)를 보여준다.

전해 약알칼리수의 용존수소량은 수돗물에 비해서 수백 배 증가하였고(2ppb → 400~500ppb), 용존산소량은 거의 비슷하다(10ppm → 8~9ppm). 그리고 활성수소를 흡착하는 텅스텐 트라이옥사이드(삼산화텅스텐)의 존재 하에서 활성산소 제거 능력은 사라졌는데, 이것은 이 능력이 용존수소 분자에 의한 것이 아니라 수소원자에 의한 것이라는 것을 시사해주는 것이라고 하였다.

또 전해 알칼리수의 활성산소를 제거하는 능력은 매우 안정되어 있어서 4℃에서 1개월 이상 그 안정성이 지속되며, 폐쇄된 용기 속에서는 고압 멸균하여도 그 능력이 변하지 않을 뿐 아니라, 주사기를 이용해서 필터 통과시키기를 반복해도 활성산소 제거 능력이 전혀 떨어지지 않는다고 하였다.

하지만 이것은 매우 이해하기 어려운 성질이다. 수용액에서 수소원자가 안정되게 존재할 수 있으리라고 생각하기 어렵기 때문이다. 수소원자는 반응성이 뛰어나서 수용액에서 산소와 쉽게 반응한다. 용존산소량은 비록 수돗물에 비해서는 감소하였지만 용존수소량에 비해서 높기 때문에 수소원자가 산소와 반응하지 않고 물 속에 한 달 이상 안정되게 존재한다고 생각하기 어렵다.

실제로 수소원자가 매우 불안정해서 특별한 복잡 구조를 갖는 규소 분자화합물($[(CH_3)_3Si]_8SiO_{20}$)의 트랩을 만들어서 물 속에서 안정화시키는 방법이 세계적인 과학잡지 『사이언스』에 보고 되기도 했다.

필자 또한 전기분해를 반복하여 매우 낮은 산화환원전위를 보여주는 강알칼리수를 만든 후 ESR(Electron Spin Resonance, 자유기의 존재를 측정할 수 있는 장비)을 이용하여 활성수소의 존재를 검출하는 실험을 해보았지만 전혀 확인할 수 없었다.

시라하따의 논문은 실제로 전해 알칼리수에는 활성산소를 없애는 뛰어난 능력이 있음을 보여주었지만, 시라하따가 주장하듯이 전해 알칼리수에 존재하는 활성수소 때문에 활성산소가 제거되는 것은 아닐 가능성이 높다.

실제로 필자의 실험실에서 전기분해 알칼리수뿐 아니라 전기분해 산성수의 활성산소 제거 능력을 측정해보았더니, 산성수에도 활성산소를 없애는 능력이 있었다. 오히려 시간이 지나감에 따라 알칼리수의 활성산소 제거 능력은 점점 떨어졌지만 산성수의 활성산소 제거 능력은 오래도록 남아 있었다.

산성수를 만들어내는 전기분해의 양극에서는 활성수소가 생성되지 않는다. 필자의 실험실에서 얻은 결과는 시라하따가 주장하는 것처럼 전기분해 알칼리수가 활성산소를 제거하는 능력이 활성수소에 의한 것이 아닐 수 있다는 것이라는 것을 시사해주고 있는 것이다.

그리고 시라하따 논문의 공저자였던 하야시박사는 최근 전기분해에 의해서 생기는 활성수소는 단지 0.7초 정도 시간이 흐르면 사라진다고 하였다.

그래서 그는 마그네슘을 비롯한 미네랄들을 이용하여 알칼리수를 제조하는 미네랄 스틱을 개발하였다.

하야시박사는 이 미네랄 스틱을 물에 넣은 경우 pH는 알칼리성으로 변할 뿐 아니라, 활성수소가 계속 발생되기 되기 때문에 활성산소를 없애는 능력은 전기분해수의 경우보다 더 뛰어나다고 한다. 실제로 필자가 측정해 본 결과 미네랄 스틱의 활성산소를 없애는 능력은 매우 뛰어났다.

어쨌든 하야시 박사의 말대로 라고 한다면 전기분해수의 활성산소를 없애는 능력은 몇 초만 지나면 사라져야 하나, 실제로는 그렇지 않다. 때문에 전기분해수의 활성산소를 없애는 능력은 활성수소에 의한 것이 아닐 가능성이 높다.

최근 활성산소가 생체 분자에서 전자를 뺏으려 할 때, 그보다 더 속도가 빠른 전자를 활성산소에게 제물로 바치면 활성산소를 손쉽게 없앨 수 있다는 주장이 제기되었다.

산화라는 것은 산소와 만난다는 것을 의미하기도 하지만 일반적으로는 전자를 잃는다는 것을 의미한다. 반대로 환원이라는 것은 산소를 잃거나 수소와 만난다는 것을 의미하기도 하지만 일반적으로는 전자를 받아들인다는 것을 의미한다.

즉, 마이너스 산화환원전위(ORP)를 갖는 물은 환원력이 뛰어나다는 것을 의미하는데, 이것은 물속에 전기분해에 의해서 마이너스 전자가 많이 생성되었다는 것을 의미할 수도 있다. 이 전자는 물 속의 미네랄에 의해서 안정하게 유지될 수 있다. 이런 이유로 마이너스 산화환원전위의 물은 활성산소의 플러스의 산화전위를 상쇄할 수 있는 능력을 가질 수 있다.

어쨌든 활성산소에 전자를 제공할 수 있는 물이 마이너스 전위 값이 크다고 볼 수 있는 것이다. 이렇게 생성되는 마이너스의 전자가 활성산소에 직접 제물로 바쳐질 수도 있고, 또 프로톤 (H^+)으로부터 순간적으로 활성수소(H)를 만들어낼 수도 있을 것으로 생각된다.

전기분해 알칼리수는 뛰어난 활성산소 제거 능력을 보여주지만, 그 효과가 시라하따 교수가 주장한 것처럼 물 속에서 안정하게 존재하기 힘든 수소원자(활성수소)에 의한 것이라기보다는 전기분해에 의해 물 속에서 생성되는 전자에 의한 것이라고 보는 견해가 더 타당할 수 있다.

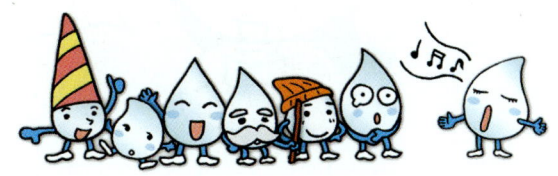

○ 비만과 성인병을 예방하는 전해 알칼리수

최근의 견해에 의하면 많은 성인병이 혈액이 산성화 됨에 기인한다고 한다. 산성화에 따른 혈액 순환 불순이 모든 성인병의 시작이라고 봐도 과언이 아니다. 대부분의 성인병의 근본원인은 바로 산성 노폐물이 혈관 벽에 쌓여서 혈액공급이 불순해 지는 것이다. 혈관 벽에 노폐물들이 쌓여서 좁아짐에 따라 몸이 필요로 하는 혈액순환을 유지하기 위해서 혈압이 올라가며, 점차적으로 동맥경화로 발전하는 것이다.

혈관이 산성 노폐물에 의해 막히면, 혈액순환이 불순해지고, 주위의 기관 역시 혈액 공급을 덜 받게 된다. 그러면 그 기관이 제대로 역할을 하지 못하게 된다.

산성노폐물이 혈관 벽에 쌓인다는 것은 과학적으로 다음과 같이 설명할 수 있다.

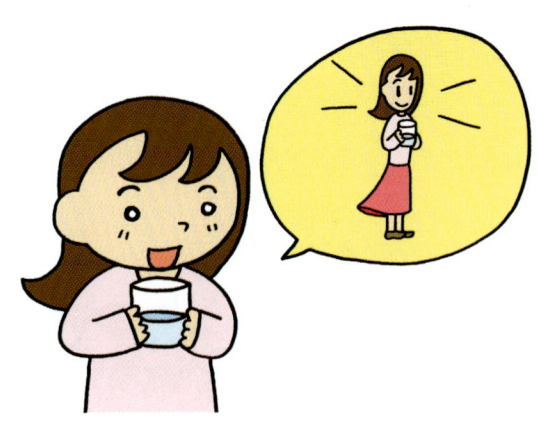

혈액에 스트레스 등에 의해서 다량의 활성산소가 발생하면 이 활성산소는 산성물질인 콜레스테롤과 지질을 산화시켜서 과산화지질을 만든다. 이렇게 형성된 과산화지질이 혈관 벽을 파괴하고, 또 산화된 과산화지질들이 혈관 벽에 부착된다.

그런데 활성산소에 의해 산화된 콜레스테롤이 많아지면, 그것을 백혈구의 일종인 마크로파지(대식세포)가 이물질로 인식해서 먹어치우게 된다. 마크로파지는 한계까지 먹으면 죽게 되는데, 이 마크로파지의 시체가 손상당한 혈관 벽에 부착되게 됨에 따라, 혈관이 좁아지며 동맥경화는 급속하게 진행되게 된다.

이런 일을 방지하기 위해서는 활성산소의 형성을 억제하거나, 혈액이 산성화되지 않도록 하여야 한다.

살펴보았듯이 전기분해 알칼리수는 활성산소를 없애는 뛰어난 능력을 갖고 있다. 뿐 아니라 전기분해수의 알칼리성은 산성노폐물을 중화하는 능력을 갖고 있다.

동물성지방을 보통 물에 씻으면 잘 안 씻어지지만, 알칼리성의 비누를 쓰면 잘 씻겨진다. 산성의 성질을 갖고 있는 지방이 알칼리에 중화되어 물에 잘 녹게 되어 밖으로 배출될 수 있는 것이다.

마찬가지로 산성의 성질을 갖고 있는 여분의 대사산물들과 지방이 몸 밖으로 나올 수 있는 유일한 방법은 혈액을 통해서 배출되는 것이다.

몸에 쌓여있는 지방과 산성노폐물들이 알칼리성 혈액에 중화되어 녹을 때에 비로소 밖으로 배출될 수 있는 것이다.

즉, 전해 약알칼리수는 활성산소를 없애는 뛰어난 방법이며, 체내의 지방질을 제거하기 위한 가장 효과적인 방법임을 알 수 있다.

또 혈액이 산성화되면 약 알칼리성의 pH를 유지하기 위해 뼈나 치아의 칼슘(Ca)이 빠져 나와 칼슘이온(Ca^{2+})이 되어 혈액 중에 떠돌게 되는데 그렇게 되면 사람의 뼈와 치아를 약하게 할 뿐 아니라, 산성대사물들이 미네랄들과 결합하여 뭉쳐서 관절을 비롯한 다양한 기관에 염증을 일으키기도 하며, 신장이나 요관에 결석 등을 일으킬 수도 있다.

특히 임산부의 경우 알칼리성 미네랄이 부족하게 된다. 태내의 아기가 만드는 산성대사물을 중화하기 위해서 알칼리성 미네랄을 빼앗기기 때문에 임산부의 혈액은 산성화되기 쉽다.

입덧의 원인이 다 밝혀지지 않았지만 혈액이 산성화됨에 따라 입덧이 생긴다는 견해도 있다. 그렇다면 입덧이 심할 때도 알칼리수를 마시면 매우 효과적일 수 있다.

살펴보았듯이 전해 약알칼리수를 마시는 것은 체액의 산성화를 막아서 다양한 성인병을 예방하며, 특히 비만을 해결할 수 있는 매우 효과적인 방법이다.

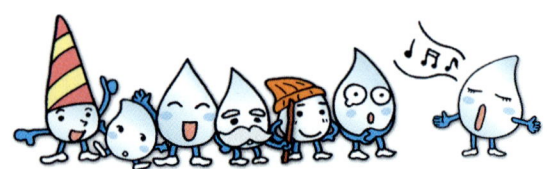

● 전해 알칼리수가 뇌세포를 보호한다

최근 영국 임피리얼 컬리지의 연구팀이 전구에 사용하는 불활성기체 (다른 물질과 반응을 잘 하지 않는 기체)인 제논가스(Xe)가 뇌졸중이나 심각한 뇌 손상 때 신경이 죽는 것을 막아주는 효과가 있는 것을 발견했다 (BBC 방송, 2002년 6월 9일).

제논가스는 대기 중에 소량 존재하는 무색, 무취, 무미의 불활성기체로 매우 밝은 백색광선을 만드는 램프에 사용된다. 제논가스가 뇌의 수용체가 손상된 신경세포를 죽이지 못하도록 차단하는 작용을 하는데, 그 이유는 밝혀지지 않았다고 한다.

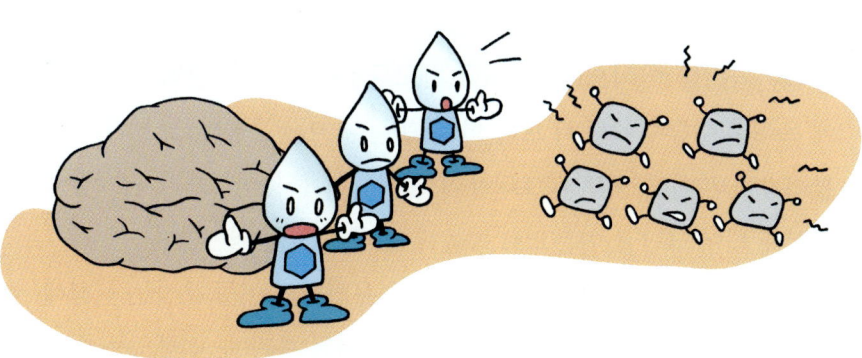

필자는 그 이유를 다음과 같이 해석한다.

일반적으로 불활성기체는 기체수화물을 만드는 것으로 알려졌는데, 그중 특히 제논이 가장 기체수화물을 잘 만든다. 제논(Xe) 주위의 물분자는 증류수에서 보다 움직이기 어렵고, 열운동은 더욱 느리다. 이들 기체 주위의 물의 배열은 증류수 속에서 보다 더 규칙적인 상태에 있는 것이다.

예를 들어 제논 등의 불활성기체를 증식 중에 있는 암세포에 작용시키면 증식을 멈추고, 그리고 불활성기체를 제거하면 다시 세포분열을 한다. 이것은 6각수 환경 속에서 그리고 나중에 살펴보겠지만 자석의 N극 환경에서 암세포가 증식하지 못하는 것과 같은 이유라고 볼 수 있다.

뿐 아니라 제논과 산소를 7:3의 비율로 섞어 사람이 흡입하면 곧 지각을 상실하지만, 흡입을 멈추면 2~3분 안에 마취에서 회복된다. 이러한 방법은 기존의 병원에서 쓰는 방법들 보다 매우 안전한 방법이지만 불활성기체가 매우 비싸기 때문에 실제로 쓰여지지 않을 뿐이다.

제논가스를 마이오글로빈이나 헤모글로빈과 같은 단백질 수용액에 녹이면 증류수 속에서 보다 더 잘 녹는다. 이것은 단백질 분자와 불활성기체 사이에 어떤 상호작용이 일어나서 불활성기체가 단백질에 잡히게 되어 그만큼 여분으로 녹을 수 있다는 것을 의미한다.

호흡으로 흡수된 불활성 기체가 뇌로 운반되면 이들 분자는 신경세포의 세포막이나 신호전달에 관여하는 단백질 분자에 접해있는 물의 구조의 빈 구멍 속으로 들어가 물의 구조화를 높여서, 물분자의 열운동을 억제한다.

그래서 뇌조직의 전기저항이 늘어나며 세포막이 경직되어져서 마치 세포막의 이온 이동통로에 마개를 달아놓은 것과 같은 상태가 되어 신경전달이 방해된다. 그 결과 마취가 일어나는 것이다.

  제논가스가 뇌졸중이나 심각한 뇌 손상 때 보호역할을 하는 것도 뇌세포 주위의 물의 구조화 정도가 제논에 의해서 높아져서 (6각수가 많아져서) 신경세포가 죽지 않도록 보호할 수 있는 것이다.

  정리하면, 전해 약알칼리수는 두 가지 측면에서 뇌손상을 막아줄 수 있을 것으로 기대된다.

  첫 번째는 활성산소에 약한 뇌세포를 보호할 수 있으며, 두 번째는 6각수의 비율이 높기 때문에 뇌세포 주위의 물의 구조가 치밀해져서 신경세포의 손상을 막아줄 수 있을 것이다.

  결국 전해 알칼리수는 치매를 비롯한 다양한 뇌손상에 대해서 보호 효과를 나타낼 수 있을 것으로 기대된다.

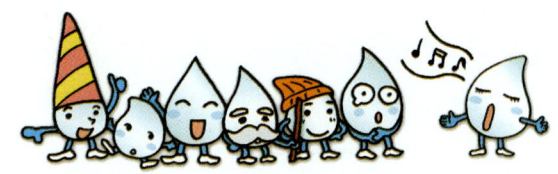

활성산소와 노화

우리 몸은 약 200여종의 다른 작용을 하는 세포들로 이루어져 있다. 그 중 활성산소에 의한 산화스트레스에 특히 약한 세포가 두 종류가 있는데, 그 첫 번째가 바로 혈관의 내벽을 둘러싸고 있는 내피세포 (Endothelial cell)이다. 동맥경화증의 과정도 이런 내피세포들이 활성산소에 의해 파괴되어 나타나는 현상이라고 볼 수 있다.

두 번째로 활성산소에 특히 약한 세포는 바로 뇌세포이다. 뇌세포는 우리가 호흡하는 산소의 약 3분의 1을 필요로 할 정도로 산소요구량이 크다. 따라서 많은 산소가 소비되어 그만큼 활성산소의 발생이 증가하기 때문에 뇌세포는 산화스트레스의 표적이 되고 있다.

막대한 산소공급을 위해서 혈액순환도 잘 되어야 하는데 뇌혈관의 내막세포가 산화스트레스로 파괴되어 혈액공급이 원활하지 않음으로 인해서 가뜩이나 약한 뇌세포가 쇠약해지거나 파괴되는 것이다.

뇌질환의 대표적인 치매나 알츠하이머의 경우 혈액순환계의 이상이 그 직접적인 원인이 된다고 볼 수 있다. 즉, 활성산소에 의한 혈관의 노화현상이 바로 생체 전체의 노화의 원인이 되며, 모든 조직의 노화는 결국 혈액순환의 부족으로 생기는 현상이라고도 볼 수 있다.

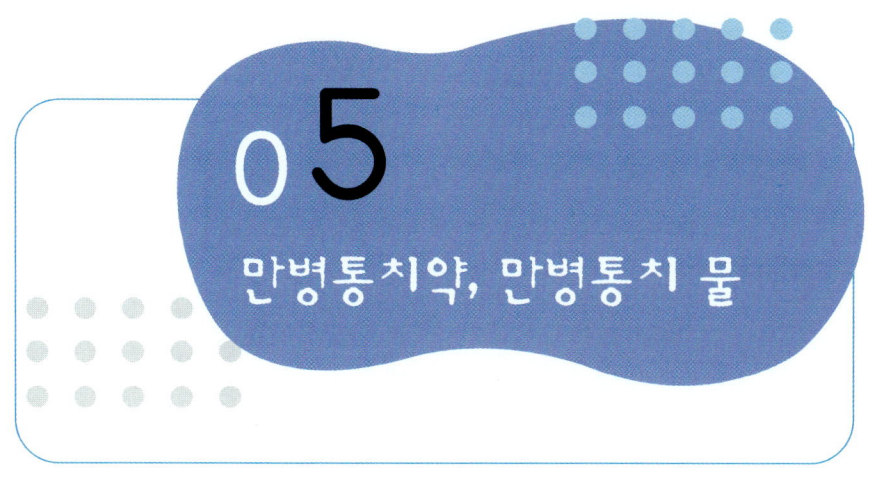

05
만병통치약, 만병통치 물

● 비타민C를 둘러싼 논란

머리말에서도 잠깐 언급했지만 노벨상을 두 번이나 받았던 라이너스 폴링 박사는 비타민C를 다량 섭취함으로써 암을 비롯한 모든 병을 물리칠 수 있다는 '메가도스 복용법'을 주장하여 의학계에 파란을 일으켰다.

비타민C의 하루 권장량이 불과 30~40mg에 불과할 당시, 그는 개인적인 임상 경험을 들어 암환자의 경우 매일 10~18g의 비타민C를 복용함으로써 생존기간이 현저하게 길어지며, 또 감기에는 하루 1~5g 정도의 비타민C를 복용하면 회복 기간이 37%나 감소된다고 주장했다.

폴링 박사는 비타민C를 소량 복용하면 단순한 영양 성분이 되지만, 일반적인 권장량의 수십 배, 수백 배를 다량으로 섭취할 경우 지금까지 발견하지 못했던 강력한 약리작용이 나타난다고 주장하였다. 폴링은 거의 40년 동안 매일 다량의 비타민C를 복용하면서 97세까지 장수하였다.

폴링 박사의 이러한 주장은 그 후 끝임 없는 찬반 논쟁을 낳았다. 실제로 비타민C 다량 복용의 효과에 대해서 수십 년간 거의 매년 한 번 정도로 임상 조사 결과가 발표될 정도다.

미국 미네소타주 메이요 클리닉 연구진은 "다방면에 걸쳐 연구했지만 폴링 교수의 주장과 같은 효과는 없으며, 오히려 비타민C를 과량 복용하면 민감한 사람일 경우에는 구토, 설사, 신장결석, 통풍, 혈액순환장애 등이 유발될 수 있다"고 반박하기도 하였으며, 이와 반대로 미국 오리건 주립대학 생화학과 교수인 발츠 프레이 박사는 "하루에 500mg 이상의 비타민C를 섭취하면 항산화 작용을 활성화시키고 산화질소의 생물학적인 활동을 개선시키며 혈압을 낮춰 결과적으로 뇌졸중과 심장 질환의 위험을 줄일 수 있다"고 밝히기도 하였다.

아직도 비타민C에 관한 논쟁은 식을 줄 모르고 있다.

비타민C는 포도당으로부터 여러 단계의 과정을 거쳐서 합성되는 일종의 탄수화물이라고 볼 수 있으며, 화학적으로는 아스코르빈산 (Ascorbic Acid)이라고 부른다.

재미있는 사실은 비타민C가 동·식물 대부분에서 합성이 되지만, 동물의 경우 사람을 비롯한 영장류, 과일박쥐(Fruit Bat)라고 불리는 박쥐의 한 종류, 그리고 모르모트로 일반적으로 알려진 기니픽 (Guinea Pig)에서만 체내 합성이 이루어지지 않는다는 점이다.

역사적으로 인류는 비타민C가 들어 있는 농산물을 주식으로 하여 살아왔다. 아마도 인류의 경우는 그 때문에 비타민C를 스스로 생산할 수 있는 능력을 잃어버린 것이 아닌가 여겨진다.

비타민C가 부족하면 전반적으로 허약해지고, 뼈가 약해져 쉽게 부러지고 피부와 잇몸에서 피가 나는 괴혈병에 걸릴 수 있는데, 이 괴혈병 상태가 지속되면 죽음에까지 이를 수 있다.

실제로 과거 오랜 기간 바다생활을 해야 했던 선원들의 경우 괴혈병의 증세로 큰 고통을 겪었으나, 1747년 제임스 린드라는 영국의 해군 군의관이 괴혈병으로 죽어가던 선원들에게 단지 오렌지주스와 레몬주스만을 마시게 함으로써 즉각 회복시킨 일화는 매우 유명하다.

비타민C가 우리 몸에 절대적으로 필요하다는 사실에는 아무도 이론을 제기하지 않는다. 논란이 되는 것은 그 섭취량이다. 비타민C의 하루 권장량은 비타민C 결핍의 예방에 초점이 맞춰졌으며, 과거에는 이를 위해 매일 30~40mg의 비타민C를 섭취하도록 권장했으나, 근래에 비타민C의 기능이 점차 부각되면서 현재 하루 권장량은 50~60mg으로 상향 조정됐다. 하지만 '비타민C 메가도스 복용법'은 이보다 훨씬 많은 거의 수십 배, 많게는 100배가량의 비타민C를 섭취하는 것이다.

일반적으로 비타민B와 비타민C처럼 수용성 비타민의 경우에는 과량 복용해도 몸에 축적되지 않으나, 비타민C는 150mg 이상 섭취하면 흡수율이 감소하기 시작해 500mg이 넘어가면 대부분 소변으로 배설되고 흡수율도 급격히 떨어진다.

생체 내에서 비타민C의 가장 중요한 역할은 콜라겐(Collagen)이라는 단백질을 만드는 데 꼭 필요하다는 점이다. 콜라겐은 우리 몸에 가장 많은 단백질이며 결합 조직에 특히 많이 존재한다. 콜라겐의 아미노산 중 특별히 프롤린에서 수산화 반응이 일어나서 하이드록시 프롤린으로 변하는데, 이는 콜라겐의 구조를 안정시키는 데 반드시 필요하다.

프롤린의 수산화 반응을 위해서 비타민C가 꼭 필요하며, 비타민C가 부족하여 콜라겐이 제대로 만들어지지 않으면 결합 조직에 이상 증상들이 나타나며 괴혈병이 발병한다. 그 외에도 생체 내에는 비타민C를 필요로 하는 반응들이 많이 있지만 많은 양이 필요한 것은 아니다. 의학적으로 콜라겐을 만들고, 생체 내의 반응을 위해 필요한 비타민C의 양은 하루 20mg이면 충분하다.

FDA의 하루 권장량이 60mg에 불과하고, 흡수되지 못하는 비타민C는 모두 소변으로 배설되는데도 불구하고 '메가도스 복용법'은 비타민C를 권장량의 거의 100배 정도나 많이 먹는 셈이다.

화학적으로 비타민C는 뛰어난 환원제이기 때문에 활성산소를 제거할 수 있다. 비타민C는 비타민E와 함께 강력한 항산화제로 알려져 있다. 비타민E는 지용성이므로 과량 복용하면 체내에 축적되어 문제가 될 수 있지만 비타민C는 수용성이어서 체내에 축적되지 않고 소변으로 배설된다.

'비타민C 메가도스 복용법'에 따르면 비타민C를 하루에 여러 번씩 나누어서 복용한다면, 비록 소변으로 배설되더라도 혈액 내의 비타민

C는 일정 농도 이상으로 유지될 수 있다고 한다.

혈액 속에 비타민C가 일정 농도 이상으로 존재한다는 사실은 인체에 어떤 이점을 줄 수 있는지 알아보자.

활성산소를 제거하는 만병통치약, 비타민C

비타민C는 인간을 비롯한 영장류를 제외한 대부분의 동물에서는 자연적으로 생성된다. 동물이 하루에 비타민C를 어느 정도 생산하는지 그 양을 알아보면 사람에게도 얼마나 많은 비타민C가 필요한지 간접적으로 비교할 수 있을 것이다.

스트레스가 없는 상황에서 염소는 하루에 체중 1kg당 33mg의 비타민C를 만들어낸다. 이 수치를 사람에 비유한다면 체중 60kg의 성인은 하루 2g의 비타민C를 만들어내는 셈이다. 그런데 염소가 스트레스를 받기 시작하면 수치는 6배까지 올라가 체중 1kg당 190mg까지 만들어낸다. 60kg의 사람에 비유하면 하루 11g이 넘는 양이다. 염소의 경우에도 생산된 비타민C를 체내에서 다 사용하지 않고 거의 대부분을 소변으로 배설한다.

이는 사람에게서도 마찬가지일 것이다. 따라서 매우 비효율적일 뿐아니라 오히려 어리석게 보이는 '비타민C 메가도스 복용법'의 효과는 단지 혈액 내에 비타민C가 일정 농도 이상으로 존재한다는 점에 그 의미가 있다고 볼 수 있다.

사실 비타민C가 혈액 내에 일정 농도 이상으로 존재하는 것은 오히려 자연스러운 것이다. 하지만 인간은 무슨 이유에서인지 모르지만, 다른 동·식물처럼 상황에 맞게 비타민C를 생성하는 능력을 잃어버렸다.

우리 몸이 에너지를 만들기 위해서 산소는 필수적이다. 산소가 없이는 10분 이상 살 수 없다. 인체가 소비하는 산소의 일정 부분은 활성산소로 변하고 활성산소는 외부 박테리아의 침입으로부터 우리 몸을 보호하는 역할을 한다. 활성산소를 인체가 만들지 못한다면 우리 몸은 곧바로 세균이나 바이러스에 점령당할 것이다. 하지만 활성산소는 반응성이 매우 뛰어나기 때문에 우리 몸의 모든 조직을 가리지 않고 파괴하는 역할을 한다.

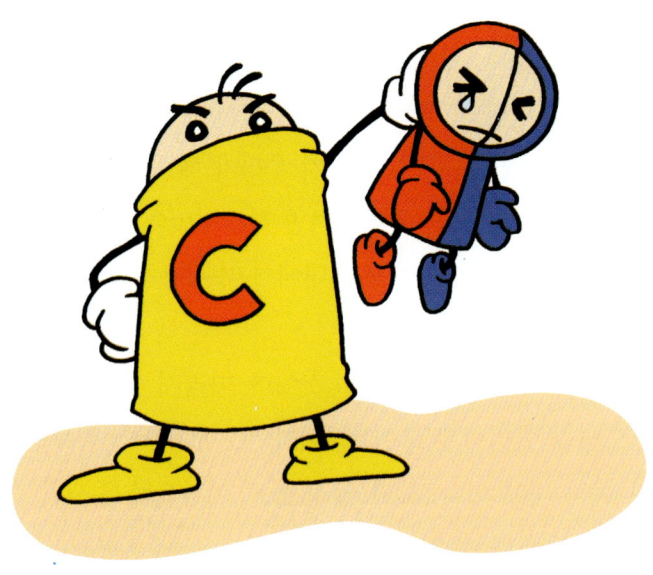

인체에는 활성산소를 제거하는 효소시스템이 있어서 여분의 활성산소를 제거하는 최선의 노력을 하지만, 한꺼번에 다량의 활성산소가 발생했을 때는 어쩔 수 없이 제거되지 못한 활성산소에 의해 피해를 볼 수밖에 없다.

최근 노화의 원인으로 여러 가지 이론이 제기되고 있지만 과잉 활성산소가 노화의 매우 큰 원인이며, 건강을 해치는 주요 원인이라는 점에서는 의학계에서 이견이 없다.

비타민C가 혈액 내에 일정 농도 이상 항상 존재한다면 효소시스템에 의해서 제거되지 못한 활성산소는 발생하는 즉시 제거될 것이다. 비록 다량으로 섭취하는 비타민C의 극히 일부분만이 몸 안에서 흡수되고 있지만, 혈액 내에 일정 농도 이상으로 존재하여 곧 배설되고 말 운명의 비타민C가 얼핏 필요없는 듯 보여도 활성산소에 대한 파수꾼 역할을 하고 있는 것이다.

때문에 '비타민C 메가도스 복용법'은 혈액 내에 비타민C가 일정 농도 이상으로 존재하게 함으로써 활성산소가 원인이 되어 일어나는 모든 질병들에 대해서 효과적으로 작용하는 만병통치약의 가능성을 보여준다고 할 수 있을 것이다.

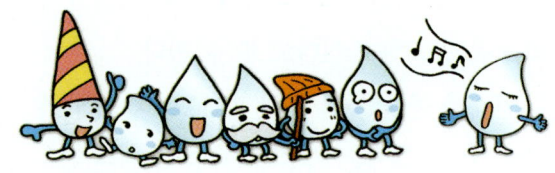

◉ 만병을 다스리는 물

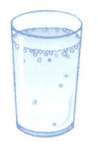 **현재** 시판되는 대부분의 비타민C는 화학적으로 합성해서 만들어진다. 합성 비타민C와 천연추출 비타민C의 생체정보를 비교해 본 결과 천연 비타민C의 경우 합성 비타민C에 비해서 매우 높은 값을 보여 주었다.

필자는 합성 비타민C에 천연 비타민C의 생체에너지를 넣어주어 천연 비타민C에 비해 못지않게 인체에 좋은 영향을 줄 수 있는 합성 비타민C를 만드는 방법을 연구하고 있다.

비록 비타민C가 만병통치약의 조건을 갖고 있지만, 몸에 흡수되는 양의 100배 이상씩 화학적으로 합성된 비타민C를 섭취한다는 것은 사람에 따라서는 매우 부담이 될 수 있다.

그런데다 부작용에 대한 논란도 끊이지 않고 있다. 비타민C처럼 항산화 작용을 하면서, 부작용이 전혀 없는 물질이 있다면 그야말로 최고의 만병통치약이라고 할 수 있을 것이다.

물은 사람의 체중의 약 70%를 차지하며 인체의 모든 반응이 물 속에서 일어난다. 신장에서는 하루에 180리터의 물이 재생되고 있다. 하지만 실제로 인체가 하루에 필요로 하는 최소한의 물의 양은 2.5리터 정도이다. 결국 2.5리터의 물이 끊임없이 체내를 돌면서 180리터의 물을 공급하고 있다고 볼 수 있다

인체가 물을 마신 지 불과 30초 후 혈액에 도달하고, 1분 후 뇌 조직에, 10분 후에는 피부에, 20분 후에는 간·심장·신장에 도달한다.

물은 인체의 어느 곳이든지 마신 지 30분 안에 도달해서 직접적인 영향을 줄 수 있다.

우리가 매일 마시는 물이 비타민C처럼 항산화 작용을 할 수는 없을까? 해답은 전기분해의 음극에서 얻어지는 알칼리수이다. 앞에서 소개했듯이 전해 알칼리수가 비타민C와 같이 만병의 근원으로 알려져 있는 활성산소를 없애는 능력을 갖고 있다는 것이 시라하따 교수의 논문을 통해 밝혀졌다.

만약 논문의 내용처럼 활성산소를 없앨 수 있는 능력을 가진 물이 체내를 계속 순환한다면 어떤 부작용도 일으키지 않고 인체에서 발생하는 여분의 활성산소를 생기는 대로 제거하게 될 것이다. 결국 전기분해 약알칼리수를 계속 음용한다면 활성산소가 원인이 되어 발생하는 수많은 질병으로부터 인체를 보호할 수 있게 되는 것이다.

전해 약알칼리수는 여분의 활성산소를 제거하는 능력 이외에도 인체에 두 가지 더 긍정적인 효과를 보여준다.

첫째, 알칼리의 성질을 띠고 있기 때문에 산성화된 체액을 약알칼리로 되돌릴 수 있다는 점이다. 의학적으로도 산성화된 체액은 만병의 근원으로 여겨지고 있다.

현대의 음식물이 거의 다 산성식품이며, 또 공해물질과 스트레스에 의해서도 체액의 산성화가 진행되고 있기 때문에, 이를 억제하기 위해서 알칼리성 물을 마시는 것은 매우 중요하다. 실제로 체액의 산성화를 막기 위해서 수돗물의 pH를 8.3~9.0의 알칼리성으로 조정해서 공급하고 있는 곳도 있다.

둘째, 전기분해 알칼리수는 6각수의 비율이 높은 치밀한 구조를 갖고 있다.

세포가 빨리 분열하는 것은 매우 쉬운 일이다. 세포가 분열할 필요가 없을 때는 분열하지 않고 주어진 조직세포로서의 기능을 해야 정상이다. 성장기의 경우는 세포가 분열하고 성장하는 일이 필요하겠지만, 성인이 된 이후에는 오히려 성장보다는 분화된 조직세포로서의 기능을 하는 것이 더욱더 중요하다.

빨리 분열하는 것을 제일 잘 하는 세포가 바로 암세포이다. 암세포에 결여되어 있는 것은, 조직세포의 일원으로서 인체의 일부분으로 주어진 기능을 담당하는 능력이다.

세포 내외의 물은 치밀한 구조를 형성함으로써 생체세포를 외부의 자극, 교란으로부터 보호하는 역할을 하고 있는 것이다.

6각수가 풍부한 물은 세포내의 물과 같이 매우 치밀한 구조를 갖기 때문에 암세포가 인체의 통제를 무시하고 제멋대로 자라지 못하도록 하는 것이다.

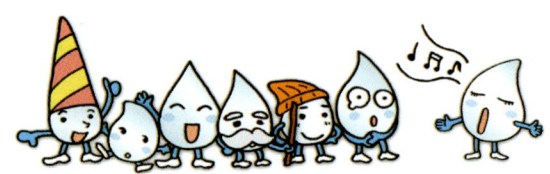

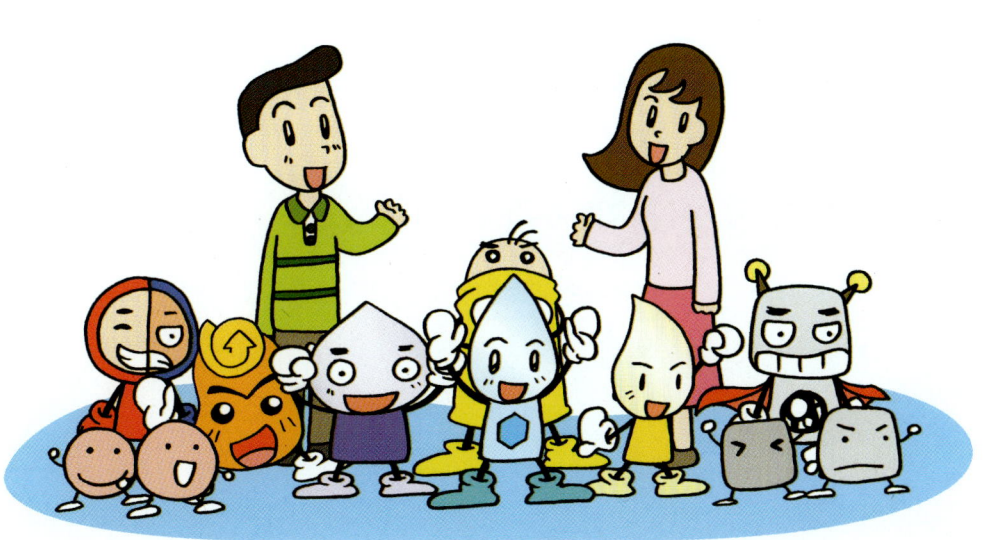

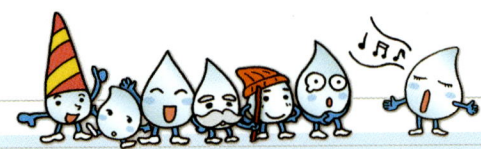

- 물의 과학적 이해

- 작은 물 이론과 6각수 이론

- 물의 실제 모습

- 몸속을 흐르는 물

신비한 물

물에 외부로부터 칼슘과 같은 구조형성 이온을 가한다든지, 전기분해를 하거나 자장 처리를 한다든지 하여 생체에 바람직하게 구조화된 물을 공급할 수 있다면, 정상세포가 이상 세포로 변하는 것을 막을 수 있을 뿐 아니라, 암과 같은 이상세포도 정상화시킬 수 있을 것이다.

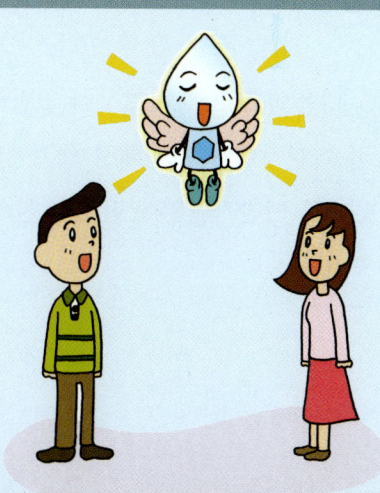

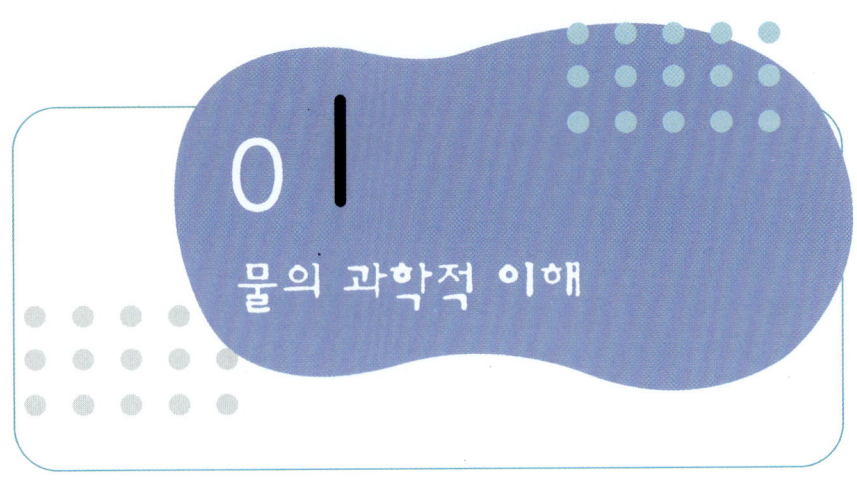

01
물의 과학적 이해

물은 독특한 성질을 갖고 있다

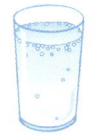 물이 0℃에서 얼고 100℃에서 끓는다는 사실은 초등학생도 다 알고 있다. 당연한 상식이지만 사실 과학의 눈으로 보면 이것은 매우 신기한 현상이다.

물이 H_2O라는 화학식으로 표현되고 있는 것도 모르는 사람은 없을 것이다. 화학적으로 H_2O는 산소족 원소의 수소화합물이라는 뜻이다. 주기율표에서 산소 이외의 산소족 원소들의 수소화합물은 H_2S, H_2Se, H_2Te 등을 들 수 있다.

다음의 도표에서 보듯이 일반적으로 산소족 원소의 어는점과 끓는점은 분자량에 비례해서 증가한다. 산소족뿐만이 아니라 다른 족의 원소도 마찬가지인데 탄소족 원소를 산소족과 비교한 도표를 보면 알 수 있다.

도표에서 볼 때 물은 영하 110℃ 정도에서 얼고, 영하 80℃정도에서 끓어야 한다. 물이 다른 산소족 수소화합물과 같은 성질을 갖고 있다면 상온에서 물은 기체로 존재해야 한다. 하지만 물은 0℃에서 얼고 100℃에서 끓는다. 상온에서 물이 액체로 존재하는 것은 매우 특이한 성질인 것이다.

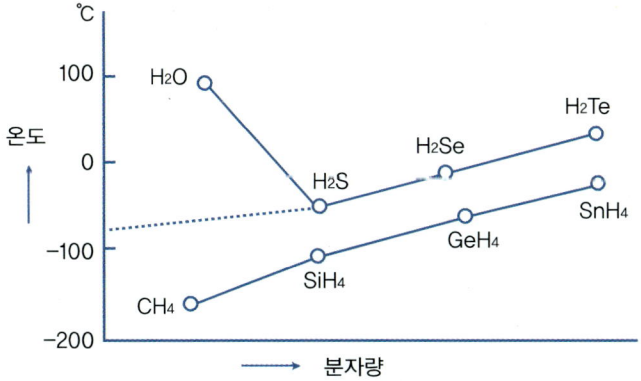

산소족 화합물과 탄소족 화합물의 끓는점 : 분자량에 비례해서 증가한다

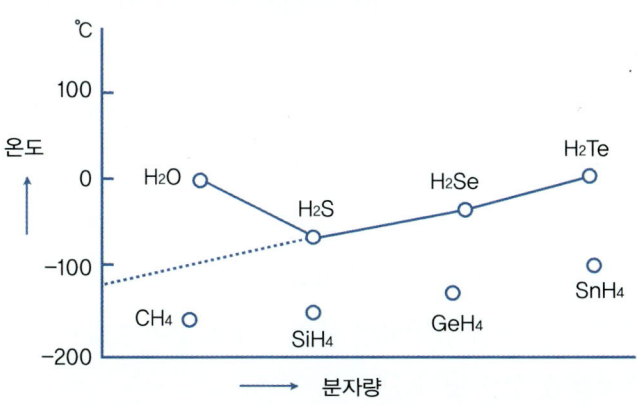

산소족 화합물과 탄소족 화합물의 녹는점 : 분자량에 비례해서 증가한다

그 외에도 물은 아주 독특한 성질들을 갖고 있다. 겨울에 강이나 호수에 얼음이 어는 것을 본 적이 있을 것이다. 이 단순하게 얼음이 어는 것에도 매우 이상한 물의 성질이 숨어 있다. 물은 위에서부터 아래로 얼어간다. 그렇기 때문에 강태공들이 얼음을 깨고 낚시를 할 수 있다.

어느 물질이나 고체가 되면 밀도가 증가하지만 물의 경우는 액체로 있을 때, 특히 4℃에서 밀도가 가장 크다. 즉, 물의 밀도가 얼음보다 높다는 것이다. 그렇기 때문에 얼음이 위에서부터 어는 것이다.

물의 밀도가 다른 물질과 같이 얼음보다 작다면 물은 호수의 바닥부터 얼기 시작할 것이고, 호수의 물고기는 증가하는 얼음 때문에 위로 밀려 점점 위로 올라오게 될 것이고, 마지막에는 호수 전체가 밑에서부터 위까지 다 얼음으로 변하게 되어 물고기가 살 공간이 없게 될 것이다.

그러나 물이 얼음보다 밀도가 높은 성질 때문에 얼음이 위에서부터 얼게 되고, 찬 기운을 얼음이 차단하게 되어, 얼음 밑에서 물고기들이 살 수 있는 것이다.

또한 물은 비열이 다른 액체에 비해서 매우 높다. 비열이란 물질의 온도를 1℃ 올리기 위해 필요한 열량을 말한다. 즉, 물은 따뜻하게 하기가 어려울 뿐 아니라, 또 식히기도 어려운 물질이라는 얘기이다.

지구 표면의 대부분이 물로 덮여 있고 육지의 대부분도 엄청난 지하수를 품고 있다는 것을 감안하면 물의 비열이 높기 때문에 지구가 항상성을 유지할 수 있는 것이다.

뿐만 아니라 사람도 혈액의 90% 이상이 물로 이루어져 있기 때문에 외부의 온도 변화를 극복하고 자신의 체온을 일정하게 유지하면서 살아갈 수 있는 것이다.

물의 비열은 온도에 따라서 변하는데, 물의 비열의 최저점이 혈액의 온도와 비슷한 37.5℃인 것도 우연은 아닐 것이다. 이외에도 물은 많은 신비한 성질을 갖고 있다.

물의 표면장력은 수은을 제외하고는 액체 중 가장 크며, 물의 유전율(진공에 비해 전하간의 작용이 줄어드는 비율) 또한 가장 크다(78.5). 물의 높은 유전율 때문에 물 속에서 두 개의 전하가 끌어당기고 밀어내는 반응은 진공에서보다 약 1/78.5로 낮아진다. 물이 가가이 전하를 감싸고 있기 때문에 두 개의 전하가 서로 직접적으로 만나거나 연락을 취하지 못하고, 반드시 물을 매개로 만나야 하므로 두 개의 전하 사이에 상호 작용은 그만큼 감소하는 것이다.

이런 물의 독특한 성질들은 대부분 현대 과학으로 설명이 가능하지만, 과학적으로 이해되지 않는 신비한 영역도 많이 있다. 분명한 것은 자연을 순환시키고, 생명의 현상을 유지시키는 근본은 물이 존재하기 때문이라는 것이다.

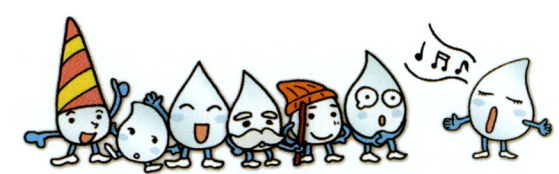

● 물의 구조

너무 흔해서 귀중함을 모르던 물이 이렇게 신비한 성질을 갖고 있다는 사실은 매우 놀랍다. 물의 그러한 성질들은 물이 갖고 있는 H_2O라는 단순한 구조에서 시작된다. H_2O로 표현되는 물분자의 구조를 좀더 자세히 알아보겠다.

이 세상에 존재하는 모든 원자는 원자핵과 외곽을 도는 전자로 이루어져 있다. 원자에는 전자가 도는 여러 개의 궤도가 있는데, 제일 안쪽의 궤도에는 2개의 전자가 들어갈 수 있고, 그 바깥쪽 궤도에는 8개의 전자가 2개씩 짝을 이루어 들어갈 수 있다. 전자들이 다 채워지면 안정된 상태가 된다.

수소의 경우는 전자가 1개밖에 없기 때문에 제일 안쪽 궤도도 다 채우지 못한다. 따라서 수소는 전자를 1개 더 받아서 안쪽의 궤도를 2개의 전자로 채워서 안정되고자 한다.

산소의 경우는 전자가 모두 8개가 있는데 제일 안쪽 궤도에 2개의 전자를 채우고 바깥 궤도에는 6개의 전자가 있다. 이 6개의 전자 중 4개의 전자는 2개씩 쌍을 이루지만 나머지 2개는 각각 1개씩 외롭게 있어서 수소의 1개의 전자와 쌍을 이루고 싶어한다.

결국, 물의 H_2O라는 구조 속에서 수소는 산소의 외로운 전자와 만나서 2개의 전자를 채우게 되어서 안정화되고, 산소는 2개의 수소로부터 전자를 받아 바깥궤도의 전자수가 총 8개가 되어, 수소와 산소가 모두 안정화된다.

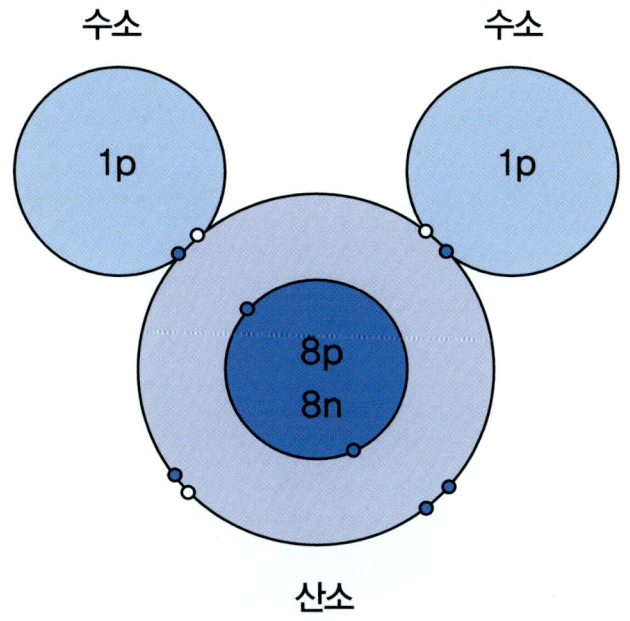

수소   수소

1p   1p

8p
8n

산소

물분자 H₂O의 전자궤도 : 산소원자의 바깥쪽 궤도에 있는 6개의 전자
중, 4개는 2개씩 쌍을 이루며 나머지 2개는 각 수소원자의 1개의 전자들
을 빌려서 총 8개가 되고, 수소는 산소의 원자를 1개 빌려서 총 2개가 되
어, 수소와 산소가 모두 안정된 H₂O의 구조를 이룬다.

　다음 페이지의 그림은 H₂O의 3차원적 구조이다. 두개의 수소원자
와 산소원자에서 자기끼리 짝을 이루고 있는 2쌍의 전자들이 정사면
체의 꼭지점을 이루고, 정사면체의 중심에는 산소의 핵이 있다.

H−O−H의 각도는 104.5°로 정사면체의 각도인 109.5°에 가깝다. 이러한 구조에서 전자가 원자 사이에서 편중됨에 따라 산소는 부분적으로 음전하(δ^-)를, 수소는 부분적으로 양전하 (δ^+)를 띠는 극성을 갖게 된다.

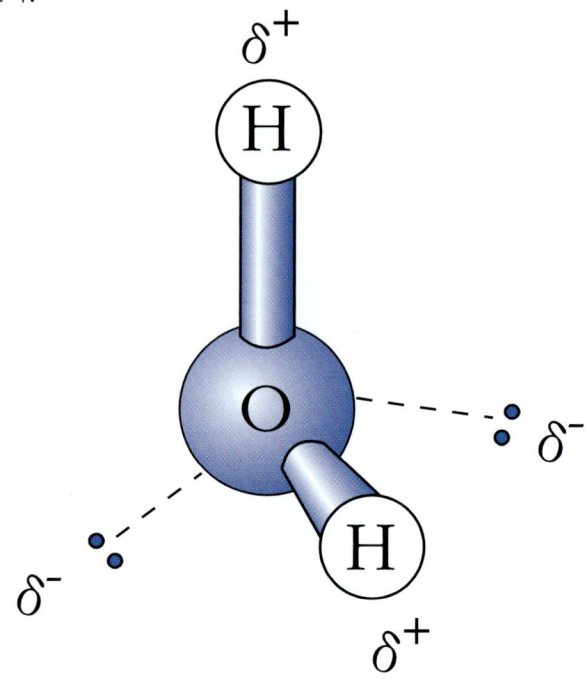

물분자의 3차원 구조 : 2쌍의 전자와 수소원자는 정사면체의 꼭지점을 이루고 있고, 정사면체의 중심에는 산소의 핵이 있다.

물에 녹아 있는 물질 분자 하나하나가 물분자들에 의해서 둘러싸여 있기 때문에, 수용액 속에서의 물질간의 반응은 물과 함께 일어나고 있다고 볼 수 있다.

모든 물질간의 반응이 물을 매개로 해서 일어나기 때문에 물이 전기적인 작용에 의해 서로 연결되어 있는 구조를 이해하는 것은 매우 중요하다고 볼 수 있다.

● 4개의 수소결합이 가능한 물분자

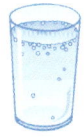 　　물분자의 산소는 부분적으로 음전하를, 수소는 부분적으로 양전하(δ^+)를 띠게 되어, 각각 다른 물분자의 수소와 산소가 서로 전기적으로 결합하게 된다.

　　예를 들어 H−O−H…O처럼 수소원자를 사이에 끼면서 2개의 산소원자가 맺어지는 것과 같은 결합을 수소결합이라고 한다. 수소결합은 산소원자뿐 아니라 질소원자와도 이루어질 수 있다. 이 경우는 N−H…O와 같이 이루어진다.

　　물분자는 산소의 원자핵이 중심에 있고, 2개의 수소원자들과 산소원자의 2쌍의 전자가 꼭지점에 위치하는 정사면체의 구조를 이룬다.

　　다음의 그림은 물분자에서 수소원자들과 산소원자의 2쌍의 전자를 각각 팔과 고리로 알기 쉽게 그려본 것이다.

　　수소원자의 팔은 ●—으로 산소원자의 2쌍의 전자는 ○—의 고리로 표현하였다. ●—의 팔은 ○—의 고리와 결합할 수 있지만, ●—끼리 혹은 ○—끼리는 결합할 수 없다.

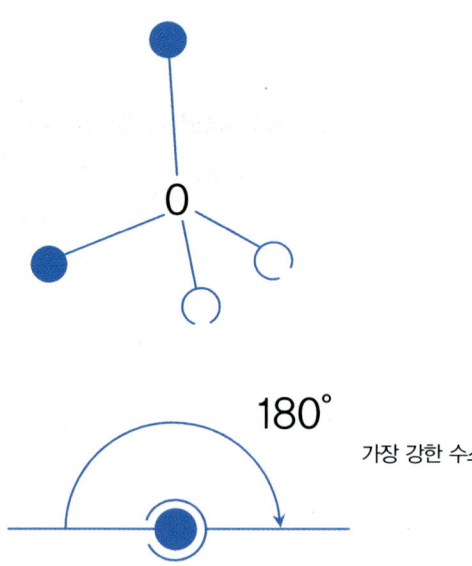

O

180°

가장 강한 수소 결합을 한다.

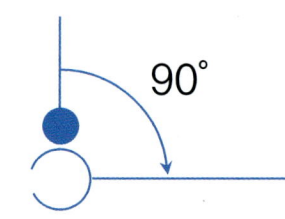

90°

팔이 빠져나가서 수소 결합을 하지 않는다.

물분자 수소결합의 각도와 세기

어쨌든 물분자는 서로 수소결합을 할 수 있는 2개의 팔과 2개의 고리를 갖고 있는 것이다. 모든 물분자가 4개의 수소결합을 할 수 있기 때문에 물과 물 사이는 수소결합으로 복잡하게 얽혀졌을 것이다.

수소결합의 세기는 수소결합을 하는 3개의 원자간의 각도가 매우 중요하다. 수소결합은 3개의 원자가 일직선으로 배열되었을 때 가장 세고, 3개의 원자가 이루는 각이 90°가 되었을 때는 그림에서 보듯이 수소결합이 형성되지 않는다.

수소결합은 보통의 화학결합에 비해서 힘이 약하다. 보통 화학결합의 결합력이 대략 100kcal/mol인 반면에 물분자에서의 수소결합의 결합력은 대략 5kcal/mol에 불과하다. 하지만 상온에서의 열운동 에너지가 1kcal/mol에 불과한 것을 고려하면 수소결합은 매우 큰 에너지여서 물은 강하게 수소결합으로 서로 연결되어 있다.

노벨상을 두 번이나 받았던 미국의 라이너스 폴링은 물분자간의 수소결합이 물분자 내부의 화학결합(O−H)과 전자적으로 공유되어서 실제로는 계산상으로 얻어진 값보다 더 강하게 결합하고 있다는 것을 1930년대에 제안하였는데, 이 이론은 최근 실험적으로 증명되었다 (Physical Review Letters, v82, 600~603, 1997).

약한 수소결합과 강한 화학결합이 서로 연결되어 수소결합이 화학결합의 성질을 부분적으로(약 10%) 보이고 있다는 것이다. 이것은 여태까지 알아 온 수소결합보다 실제의 수소결합이 더 강하다는 것을 의미한다.

그렇지 않더라도 물의 수소결합의 에너지는 상온에서의 열에너지에 비해 매우 크기 때문에 수소결합이 끊어질 확률은 아주 낮은데도 물은 0℃ 근처에서는 약 10% 그리고 100℃ 근처에서는 약 20% 정도가 수소결합이 끊어져 자유롭게 활동하고 있다. 이것은 얼음이 거의 100% 수소결합으로 이루어져 있는 구조를 갖는 것에 비하면 매우 이상한 성질이라고 볼 수 있다.

자연계에서 수소결합은 단지 물과 물 사이에서 뿐만 아니라, 인체에서 필요한 구체적인 기능을 담당하는 단백질, 또 그 단백질을 만드는 데 필요한 모든 정보를 담고 있는 DNA의 구조를 유지시켜주는 가장 중요한 힘이다.

● 결정 구조 이론과 중합체 이론

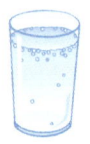 얼음 결정을 X선 회절 방법과 중성자 산란 방법에 의해서 조사했더니 서로 수소결합에 의해 연결되어 있는 것이 밝혀졌다.

얼음의 경우 수소결합에 의해 연결되어 근접해 있는 분자 수는 4개이다. 하지만 수소결합을 하지 않는 일반적인 고체의 결정 구조에서는 주위에 약 10개 정도의 근접 원자가 있다. 즉, 얼음 결정의 경우 일반 고체의 결정 구조에 비해서 빈틈이 매우 많은 것이다.

얼음 안에서 물분자는 완전히 고정되어서 전혀 움직이지 못할 것 같지만 사실은 그렇지 않다. 얼음 속에서 물분자는 약 10만 분의 1초 간격으로 회전하거나 움직이고 있다. 얼음 결정의 빈틈으로 물분자가 빠져드는 식으로 얼음 속에서도 물분자가 이동하는 것이다.

실제로 얼음 속에서 프로톤(H^+)이나 전자의 이동이 액체인 물보다 더 빠르다는 것은 이미 알려져 있다.

얼음이 녹아서 물이 된다. 물의 구조에 관해서 많은 연구가 있었지만 크게 다음의 두 가지 이론이 대표적이다.

첫 번째 이론은 물이 얼음과 비슷한 결정 구조를 이루고 있으며, 얼음 결정의 빈틈을 물분자가 메우기 때문에 물의 밀도는 오히려 증가한다는 것이다. 다시 말하면 얼음의 경우 모든 물분자를 수소결합으로 연결하다 보니, 물분자들이 구조적으로 자유롭지 못하고 오히려 엉성한 틈이 많은 구조를 취하게 되는 것이다. 액체인 물의 경우 빈틈으로 물분자가 들어가서 결정 구조를 이루고 있는 물분자보다 운동이 더욱 활발하여 유동성 있는 물의 특성을 나타낸다는 것이다.

두 번째 이론은 물이 단독으로 존재하지 않고 물분자 간에 서로 적당한 크기의 중합체[$(H_2O)_n$]를 이루어 행동하고 있다고 생각하는 이론이다. 이 이론은 물을 얼음의 구조와 완전히 다른 별개의 구조로 보고 있다.

물이 단일 물분자로서 행동하는 것이 아니라 중합체로서 행동하고 있다는 견해는 최근 많이 받아들여지고 있다. 특히 5개 혹은 6개의 물분자가 수소결합에 의해 고리를 형성하고 있다는 6각수 이론은 우리나라에서는 모르는 사람이 없을 정도로 인기 있는 학설이다.

첫 번째 이론이 고체인 얼음의 구조를 바탕으로 액체인 물을 설명하려고 하는 반면에, 두 번째 이론은 물을 얼음의 구조와 완전히 다른 별개의 구조로 보고 있다.

잊지 않아야 할 점은 결정 구조와 같은 구조이든, 중합체로의 물의 구조이든, 물이 이루고 있는 구조는 단지 1조 분의 1초 존재할 뿐이라는 점이다. 이것은 얼음 속에서 물의 구조의 수명이 약 10만 분의 1초였던 것과 비교하면 매우 짧다.

물이 어떤 구조를 형성하고 있더라도, 그 구조는 매우 순간적으로만 존재한다. 물의 구조가 1조 분의 1초 간격으로 끊임없이 바뀌지만 전체적으로는 평형 상태가 이루어져 마치 일정한 구조를 형성하는 것으로 보여지는 것일 뿐이다.

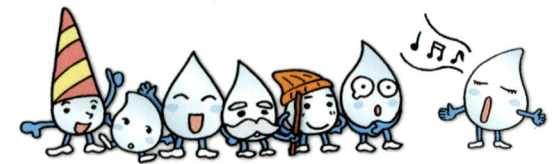

눈 녹은 물에서 전자와
프로톤의 이동이 빨라진다

눈이 녹은 물은 생리활성을 높여주는 것으로 알려져 있다. 눈 녹은 물은 플랑크톤의 증식을 높이며, 작물의 수확량에, 닭의 산란과 병아리의 성장속도에, 또 암소의 젖 생산량에 영향을 준다.

특히 눈 녹은 물에서 탈수소효소(Dehydrogenase)의 활성이 증가하는데, 그 이유는 6각수의 비율이 높아서 구조기 치밀해진 탓이라고 알려져 있다. 탈수소효소가 작용하기 위해서는 프로톤(H^+)의 이동이 빨라야 할 필요가 있다. 이전부터 얼음 속에서는 프로톤의 이동이 액체인 물속에서보다 더 빠른 것으로 알려져 있었다.

물 속에서 프로톤은 하이드로늄(H_3O^+)의 상태로 존재한다. 물 속에서 프로톤의 이동은 실제로는 물분자들 사이로 프로톤이 릴레이 경주에서 바톤 터치하듯이 전달되는 것이다. 그렇기 때문에 얼음에서 프로톤의 이동이 물보다 빠르며, 물중에서는 구조가 치밀한 눈 녹은 물에서 구조가 느슨한 물보다 빠르다.

이런 구조가 치밀한 물속을 Na^+와 같은 양이온이 통과할 때는 큰 저항을 보이지만 프로톤과 전자의 경우 치밀하게 배열된 물 속을 훨씬 쉽게 통과한다.

◉ 물의 신비를 푼 6각수 이론

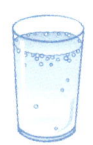
앞에서 살펴보았듯이 물분자는 두 개의 수소원자와 산소원자의 두 쌍의 전자가 정사면체의 꼭지점을 이루고 있기 때문에 4개의 수소결합이 가능하다.

수소결합의 세기는 수소결합을 하는 3개의 원자간의 각도가 매우 중요하다. 3개의 원자가 일직선으로 배열되었을 때 수소결합의 세기는 가장 세다. 이를 토대로 물의 모형을 조립해보면 물분자가 5개 혹은 6개가 수소결합으로 연결될 때 가장 자연스럽고 안정적인 구조를 형성하는 것을 알 수 있다

전무식 박사가 슈퍼컴퓨터를 이용하여 계산한 결과도 물이 상온에서 5개의 물분자가 5각형 고리 구조(5각수)와 그리고 6개의 물분자가 6각형 고리 구조(6각수)를 이루는 모습이 혼합되어 있는 구조를 나타내고 있음을 보여주었다.

H−O−H의 각도는 일반적으로 104.5°이지만, 전기분해, 원적외선, 자석, 토션파 등에 의해 이 각도는 조금씩 변할 수 있으며, 이 각도의 변화에 따라 물의 구조(5각수, 6각수)가 달라지는 것이다. 다음 그림은 미국 피츠버그 대학의 켄 조단 박사(Ken Jordan)가 슈퍼컴퓨터를 이용하여 양자역학적으로 계산한, 물이 6각형 고리를 이룰 수 있는 모델 구조들이다.

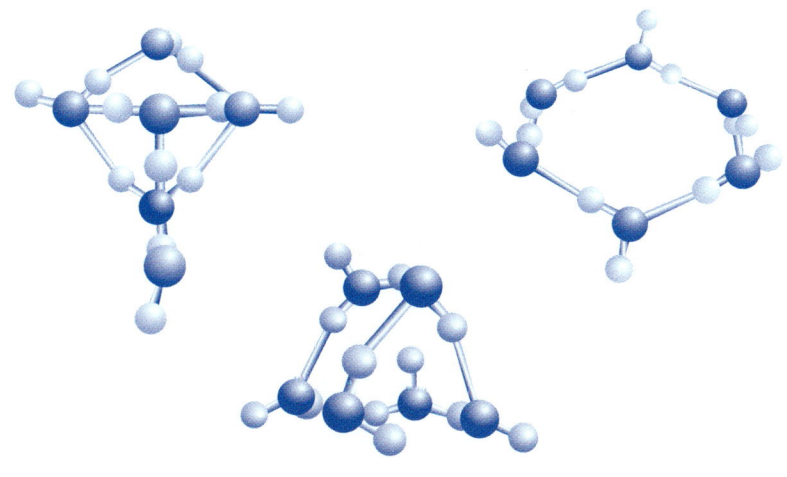

6각수를 이룰 수 있는 물의 구조

　보통 물은 5각수와 6각수가 혼합 상태로 존재하는데, 저온일수록 6
각수의 비율이 높아져서 10℃에는 22%, 0℃에서는 26%, 그리고 과
냉각 상태인 영하 40℃에서는 거의 100%가 6각수가 된다고 한다. 과
냉각 상태의 물은 영하에서도 얼지 않는 물을 말한다. 과냉각 상태의
물은 매우 불안정해서 아주 작은 충격에도 급작스럽게 얼어버린다.

　물이 수소결합에 의해서 5각수와 6각수의 혼합 상태로 존재한다고
볼 때, 물이 보여주는 이상한 성질들이 설명될 수 있다.

　물이 5각수일 때는 분자량이 $(H_2O)_5=90$, 6각수일 때는 분자량이
$(H_2O)_6=108$로, 큰 분자량을 지닌 존재로 활동하는 것이다. 물의 어는

점과 끓는점이 매우 높은 이유는 바로 물분자가 단독으로 존재하는 것이 아니라 수소결합에 의해서 5각수나 6각수와 같이 큰 분자로서 활동하기 때문이다.

물의 비열과 표면장력이 매우 높은 이유도 물의 강한 수소결합으로 설명할 수 있다.

물의 밀도가 4℃에서 최대가 되는 이유도 역시 설명할 수 있다. 6각수가 5각수보다 더 부피가 크기 때문에 밀도가 낮은 상태이다. 저온이 될수록 6각수의 비율이 높아지기 때문에 밀도가 낮고, 어느 정도 온도(4℃)까지는 온도가 높아질수록 5각수의 비율이 높아져서 밀도가 높아진다. 하지만 4℃가 넘어가면 물분자간의 에너지가 높아져서 분자간 거리가 커지기 때문에 밀도는 다시 낮아지는 것이다.

이렇게 물을 5각수와 6각수와의 혼합 구조로 생각할 때, 물이 보여주는 이상한 성질들이 설명될 수 있다는 것을 알았다.

● 엔트로피와 6각수의 평형

앞에서 우리는 물이 다른 산소족의 수소화합물인 H_2S, H_2Se, H_2Te에 비해 어는점과 끓는점이 매우 높은 이유가 바로 이 물의 수소결합에 의해서라는 것을 살펴보았다. 하지만 물이 전체적으로 모두 수소결합으로 연결되어 있다면 물의 어는점과 끓는점은 훨씬 더 높아야 한다. (물의 수소결합의 에너지가 상온에서의 열에너지에 의해 비해서 매우 강한 것을 기억하고 있을 것이다.)

때문에 물이 0℃에서 얼고, 100℃에서 끓는 것은 물과 물 사이의 수소결합이 어느 정도 끊어져서 적당한 크기로 존재하고 있다는 것을 의미한다.

실제로 물은 0℃ 근처에서는 약 10% 그리고 100℃ 근처에서는 약 20% 정도가 수소결합이 끊어져 자유롭게 활동하고 있다.

물이 5각수와 6각수를 이루고 있지만 물이 4개의 수소결합을 할 수 있다는 것을 고려하면, 각 물분자는 3차원적으로 더 많은 수소결합을 형성할 수 있을 것이다. 그렇게 물분지 둘이 3차원적으로 서로 연결된다면 물은 전체가 수소결합으로 연결되어야 할 것이다.

하지만 얼음이 전체적으로 수소결합으로 연결되어 있는 반면에, 물은 수소결합이 어느 정도 끊어져서 자유롭게 활동하고 있다. 그렇게 물이 전체적으로 서로 연결되어 있지 않고 6각수 이론에서처럼 5개 혹은 6개 물분자의 중합체인 5각수와 6각수를 이루는 이유는 무엇일까?

당연하게 보여서 그런지 몰라도 그 이유에 대해서는 아무도 심각하게 생각해보지 않는 것 같다. 필자는 그 이유를 바로 물의 엔트로피 때문이라고 생각한다. 엔트로피는 무질서한 정도를 의미한다.

우주의 엔트로피는 계속 증가한다는 것이 열역학 제2법칙이다. 열역학 제2법칙은 자연계에서 일어나는 모든 사건은 정렬되기보다는 무질서한 상태로 나아간다는 것을 말한다.

다시 말하면 물에 잉크를 떨어뜨렸을 때 잉크가 퍼져나가지만 다시 모여 정렬되는 일은 없다는 것이다. 만약 잉크가 퍼져나가는 것을 억제해서 모으려면 에너지를 가해야 한다.

예를 들어 두 개의 분자가 퍼져나가는 것을 막기 위해서는 1.4kcal/mol의 에너지가 필요하다.

물이 수소결합에 의해서 한없이 얽히는 것과 물분자들이 서로 퍼져나가려는 엔트로피의 법칙은 충돌한다. 그래서 적당한 선에서 서로 타협해야 하는 것이다.

그 선이 바로 물이 5각형 고리와 6각형 고리를 이루는 경계선이다. 수소결합에 의해서 물이 정렬되지만 그 힘은 단지 물을 5개나 6개 정도를 모을 정도의 힘밖에 되지 않는 것이다. 예를 들어 물이 4각형의 고리를 이루기에는 수소결합이 너무 세고, 7각형의 고리를 만들기에는 수소결합이 너무 약한 것이다.

● 아직도 남아 있는 수수께끼

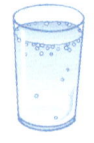
얼음이나 눈의 표면은 매우 미끄럽다. 얼음 이외에는 어떤 물질도 고체 상태를 유지하면서 표면에서 물질들이 부드럽게 미끄러지는 경우가 없다.

얼음은 밀도가 물보다 작기 때문에 강력한 압력을 가하면 고체에서 액체로 변한다. 그러나 이론적인 계산에 따르면 얼음이 물로 녹기 위해서는 130기압의 압력을 가해도 녹는점이 고작 1℃ 정도 하강할 뿐이다. 따라서 얼음 위에서 스케이트를 탈 수 있는 이유가 체중에 의해서 스케이트 날 밑에서 압력이 높아져 일부 얼음이 녹아 물로 변하기 때문이라는 것은 그리 과학적인 해석이라고 볼 수 없다.

얼음의 표면 구조는 얼음 자체의 특수한 구조적인 성질 때문에 압력과 상관없이 극히 미량이 항상 액체 상태로 존재한다는 가정을 하기 전에는 얼음의 표면이 미끄러운 이유를 설명할 수 없다. 하지만 아직도 이러한 가설을 뒷받침할 수 있는 과학적인 실험 결과는 없다.

물은 강력한 수소결합에도 불구하고 점도가 매우 낮고 유동성이 뛰어나다. 특히 식물의 물관을 통하여 흐르는 물은 극저온의 액체 헬륨에서나 볼 수 있는 초유동성을 지니고 있다고 추정하는 학자들도 있다.

식물의 물관은 세포로서의 생물학적 기능은 전혀 없고 단지 셀룰로우스 성분으로만 이루어져 있는 구조이지만 물과 수소결합을 잘 할 수 있다. 흔히 물관을 따라 물이 높이 올라갈 수 있는 이유를 식물의 뿌리압, 모세관 현상, 증산 현상 등으로 설명하지만 이것도 사실은 과학적으로는 올바른 견해가 아니다.

수십 미터에 달하는 나무꼭대기까지 물이 올라가기에는 뿌리압은 너무 약하고, 모세관 현상은 수막이 형성되어 공기층과 접하고 있을 때에만 생길 수 있는 압력이다.

또한 이른 봄 나뭇가지에 잎이 전혀 없는데도 불구하고 물이 나무꼭대기로 상승하는 것을 볼 때, 물의 증산 작용 때문에 물이 상승한다고 볼 수도 없다.

어쨌든 이유는 알 수 없지만 식물의 물관을 흐르는 물은 비정상적으로 높은 유동성을 갖고 있고, 그 초유동성 때문에 물이 수십 미터에 달하는 나무꼭대기까지 상승할 수 있는 것이다.

우리 몸에 10조가 넘는 세포가 있다. 이렇게 많은 모든 세포에 주먹만한 심장이 피를 공급한다. 약 20초 만에 피가 온몸의 혈관을 돌아서 10조가 넘는 세포에 영양을 공급하고 오는 것이다.

우리 몸의 혈관을 한 줄로 이으면 지구를 4바퀴나 돌 만큼 긴 거리가 된다. 이 전체 혈관을 20초 만에 다 돌기위해서 18만 파운드의 기압이 필요하다고 계산한 학자도 있다. 주먹만한 심장이 그런 힘을 갖고 있지는 않다.

그렇다면 피가 우리 몸의 모든 세포에 영양을 공급하고 20여 초 만에 돌아올 수 있는 이유도 단순히 심장의 펌프 작용에 의한 것이라기보다는 혈관 자체의 수축력과 그 속을 흐르는 물의 특수한 성질에 의한 것일 수 있다.

초저온에서 존재하는 액체 헬륨은 초유동성을 갖고 있어서 어떤 표면이라도 한없이 따라서 올라가며, 액체에서 기체로 변하는 '상전이' 영역에서 비열이 매우 높은 속성을 지니고 있다. 여태까지 보아온 물의 설명할 수 없는 특성과 매우 비슷하다.

현재의 과학에서는 초저온에서 뿐만 아니라 상온에서도 초유동성을 보이는 초전도체가 가능하다는 것이 알려져 있다. 바로 물은 상온에 존재하는 초전도체와 같은 속성을 갖고 있는 것이다. 이러한 물의 영역은 현재의 과학으로 설명되지 않고 있다.

이외에도 물이 갖고 있는 신비한 영역은 한이 없다. 3부에서 자세히 살펴보겠지만 동종요법과 같이 물에 물질의 정보가 기억되는 부분도 과학적으로 아직 완전히 규명이 되지 않았다.

과학적으로 설명이 되지 않는 현상은 무조건 비과학적으로 여기는 경우가 과학계에는 종종 있다. 그러나 필자는 존재하는 현상이 있는데 과학적으로 설명이 안 된다면 비과학적이 아니라 초과학의 영역이라고 생각한다. 현대 과학의 수준이 미약해서 이해를 못할 수도 있는 것이다. 이런 현상들을 탐구함으로써 과학은 그 지평을 넓혀갈 수 있을 것이다.

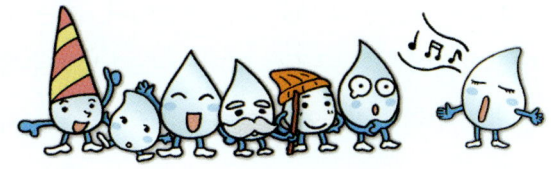

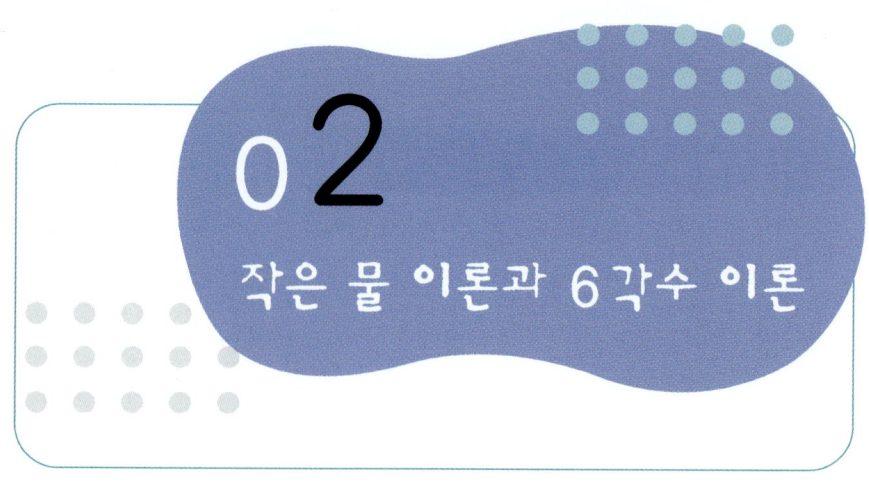

🔘 작은 물과 구조가 치밀한 6각수

어떤 구조의 물이 좋은가에 관해 두 가지의 다른 견해가 있다.

첫 번째 견해는 물은 보통 중합되어 매우 큰 물분자의 집단(클러스터)을 이루고 있는데, 이 물분자의 집단이 깨어져서 5~6개의 중합체로 된 작은 물이 되면 세포막에 대한 침투성이 강해지고, 세포 속으로도 잘 들어가서 생리활성을 촉진한다는 이론이다. 즉, 작은 클러스터의 자유로운 물이 인체에 좋다는 것이다.

두 번째 견해는 바로 치밀한 구조의 물이 좋다는 것이다.

6각수 이론이 그 대표적인 이론이다. 물은 상온에서 5각수와 6각수가 혼합되어 있는 구조를 띠며, 온도가 낮을수록 6각수의 비율이 높아진다. 6각수의 비율이 높을수록 물의 구조가 치밀해지는데, 이 6각수의 비율이 높은 물이 인체에 좋은 성질을 갖는다는 것이다. 즉, 구조가 강화되어 치밀한 물이 인체에 좋다는 것이다.

흥미있는 점은 두 가지 이론 다 한국의 전무식 박사에서 비롯되었다는 점이다.

작은 클러스터의 물 이론은 1964년 미국의 아이링 박사와 전무식 박사가 공동으로 처음 발표하였다.

그 후 1970년대 전무식 박사는 새롭게 6각수 이론을 발표하였던 것이다. 하지만 작은 클러스터의 물 이론은 아직도 세계적으로 6각수 이론보다 더 인기 있는 이론으로 지리하고 있다.

물의 수소결합에 의해 형성된 5각수와 6각수의 구조들은 1초의 1조 분의 1 단위로 생겼다가 깨졌다가 하는 일을 반복한다. 물의 구조가 그렇게 순간적으로만 존재하며 끊임없이 변화하기 때문에 여태까지 물의 구조가 직접적으로 측정되지는 못했다.

5각수와 6각수 이론도 실험적으로 측정된 것이 아니라 슈퍼컴퓨터를 이용한 계산에 의해 제안된 것이다.

● 물집단이 작을수록 좋은 물?

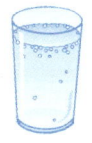

물집단의 크기를 정량하는 방법으로 ^{17}O 핵자기 공명 (NMR)의 선폭을 측정하는 것이 많이 사용되고 있다. NMR 선폭이 큰 물은 물분자 집단이 크고, NMR 선폭이 작은 물은

물분자 집단이 작은 것으로 알려져 있다.

　다음의 그림처럼 ^{17}O NMR의 선폭은 에너지 완화 시간에 반비례하고, 이 폭이 좁다거나 넓다는 사실로 물분자의 배열 상태가 해명될 수 있다.

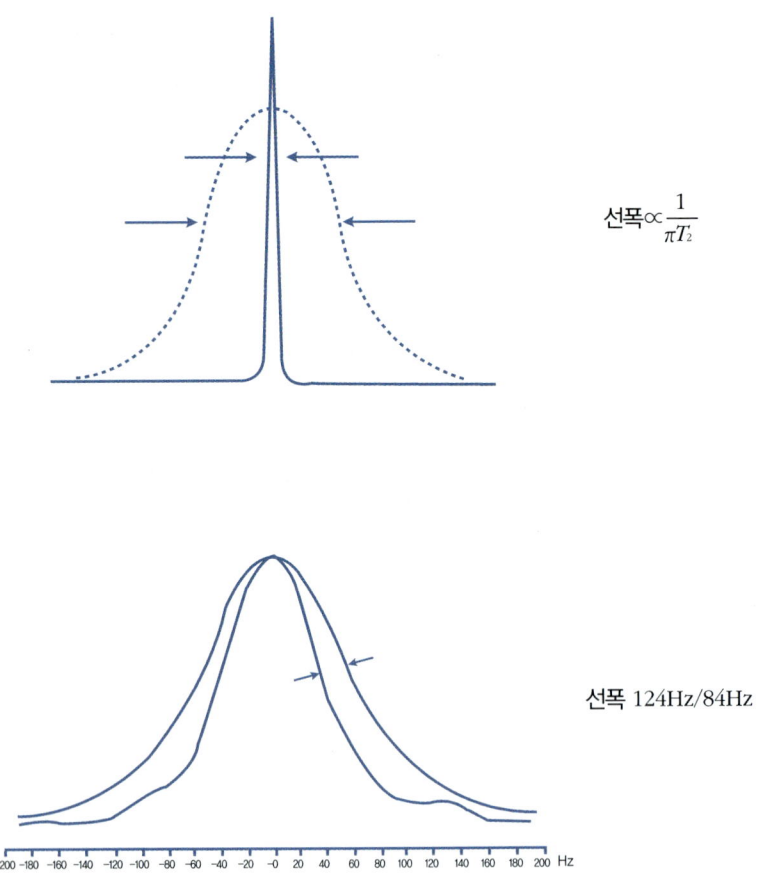

선폭 $\propto \dfrac{1}{\pi T_2}$

선폭 124Hz/84Hz

문헌상에 나타난 물들의 ^{17}O NMR 선폭은 다음의 도표와 같다. 도표에서는 NMR 선폭이 좁아서 물분자 집단이 작은 물이 상대적으로 좋은 물인 것으로 보인다.

샘플	물의 선폭
빗물	119Hz
샘물	122Hz
미네랄 워터	94Hz
우물물	105Hz
수돗물	117Hz
증류수	118Hz
전기분해수	65Hz
온천수	79Hz
사람혈청	142Hz

다양한 물의 ^{17}O NMR 선폭의 비교

● ^{17}O NMR 방법의 문제점

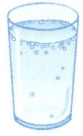 ^{17}O NMR 선폭을 비교할 때 반드시 주의해야 할 점들이 있다. 수소이온농도(pH)에 따라 NMR의 선폭이 영향을 받는다는 것이다.

예를 들어 pH가 중성일 때 NMR의 선폭이 매우 커지며 산성과 알

칼리성의 경우에는 NMR의 선폭이 매우 줄어든다. 뿐만 아니라 물 속에 녹아 있는 용존산소의 양에 의해서도 NMR 선폭이 작아진다.

수돗물을 전기분해할 경우 수돗물의 ^{17}O NMR 선폭이 약 100Hz인 것에 비해, 음극(알칼리수)과 양극의 물(산성수) 모두 NMR의 선폭 값이 약 65Hz로 매우 작은 클러스터의 자유로운 물인 것으로 주장되고 있다. 하지만 실제로 pH가 서로 다른 물들을 측정했기 때문에 NMR의 선폭이 물 클러스터가 작아서 그런지, pH의 영향에 의해서 그런지 알 수가 없다.

결국 pH가 다른 물들 간의 NMR 선폭을 비교한다는 것은 아무런 의미가 없는 것이다.

^{17}O NMR 선폭을 비교할 때는 반드시 같은 조건에서 비교해야 하는데 대부분의 경우 그런 조건을 간과한다. 수소이온농도(pH)가 달라져서 혹은 용존산소(DO)의 양이 달라져서 ^{17}O NMR의 선폭이 변화할 수 있는 것이다. 따라서 NMR의 선폭을 비교해서 물분자 집단이 '크다, 작다'를 얘기하는 것은 매우 신중을 기해야 한다.

다음은 기공사의 에너지에 의해서 ^{17}O NMR 선폭이 변화한 것을 관찰한 것이다. 놀랍게도 기공사가 에너지를 주입하였는데도 ^{17}O NMR 선폭이 줄어들기는 커녕 오히려 늘어났다.

샘플	물의 선폭
수돗물	96Hz
기공 15분	106Hz

기공사의 에너지에 의한 ^{17}O NMR 선폭의 변화

기공사가 에너지를 주입한 물의 경우 물맛도 있고, 세포에 대한 침투력도 뛰어난 것으로 밝혀졌다. 당연히 ^{17}O NMR 선폭이 줄어들 것으로 기대했는데 오히려 늘어난 것이다.

　전기분해, 원적외선, 자석 등과 같이 물의 구조를 변화시켜서 ^{17}O NMR 선폭을 줄이는 것으로 알려져 있는 처리 방법들은 기공사의 에너지에 비해서 매우 강하기 때문에 단순히 물의 구조뿐 아니라 물의 pH가 상승하거나 용존산소량이 증가하는 등의 변화를 수반하는 것으로 생각된다. 그러한 변화에 의해서도 ^{17}O NMR 선폭이 얼마든지 변할 수 있는 것이다.

　하지만 기공사의 에너지는 그 강도가 매우 약해서 다른 외적인 변화를 수반하지 않기 때문에 진정한 물의 구조의 변화가 NMR 선폭의 변화로 나타난 것이 아닌가 생각된다.

　결국 기공사의 에너지에 의해서 ^{17}O NMR 선폭이 증가한 것은 오히려 그만큼 물의 구조가 치밀해져서 좋은 물이 되었다고 객관적으로 판단할 수 있는 증거가 될 수 있다. 1조 분의 1초 단위로 이합집산하는 물의 구조를 직접 관찰할 수는 없다. 그래서 물에 관한 연구가 어려운 것이다.

　현재 ^{17}O NMR의 선폭 측정 결과를 토대로 작은 클러스터 물이 좋다고 주장하는 견해가 지배적이지만, 사실은 그 견해가 문제가 많고 제대로 검증되지 않았다는 점을 이해할 필요가 있다.

T_2 완화 시간과 NMR 선폭

자 연계의 산소는 주로 ^{18}O이 대부분이지만 ^{17}O도 적은 비율로 존재한다. ^{18}O는 NMR로 측정이 되지 않기 때문에 ^{17}O의 핵자기 공명을 측정한다.

NMR 방법은 원자핵의 자기 공명 상태를 측정하는 것이다. 원자핵에 자기 공명이 일어나면 에너지를 흡수하여 높은 에너지 상태로 올라갈 수 있다. 높은 에너지 상태는 시간이 지나면 다시 원래 상태로 돌아오는데 이것을 에너지의 완화 현상이라고 한다. 완화 시간이 긴 것은 NMR에서 예리하고 폭이 좁은 신호를 주고, 완화 시간이 짧으면 폭이 넓은 신호를 준다.

물은 분자간 수소결합을 형성하면서 동적 평형 상태의 물분자 집단을 형성하고 있는데, 물분자 집단의 운동이 빨라지면 T_2 완화 시간(스핀–스핀 완화 시간)이 길어지게 된다. 물분자 집단의 크기가 작으면 물분자 집단의 크기가 큰 경우에 비해 상대적으로 집단의 운동이 빨라진다.

결과적으로 T_2 완화 시간이 커지게 되며, NMR의 선폭은 작아지게 된다. 즉, NMR 선폭이 큰 물은 물분자 집단이 크고, NMR 선폭이 작은 물은 물분자 집단이 작다고 말할 수 있는 것이다. NMR의 선폭은 피크의 1/2 높이의 선폭을 주파수(Hz)로 표현한다.

구조가 치밀한 물을 좋아하는 생체분자

^{17}O NMR 방법에 의해 주장되고 있는 '작은 클러스터의 자유로운 물이 좋다'는 견해는 1964년 한국의 전무식 박사와 미국의 아이링 박사가 공동으로 발표한 것이지만 아이러니컬하게도 전무식 박사는 더 이상 작은 물이 좋다는 주장을 하지 않고 있다. 단지 그 이론만이 살아서 움직이고 있는 셈이다.

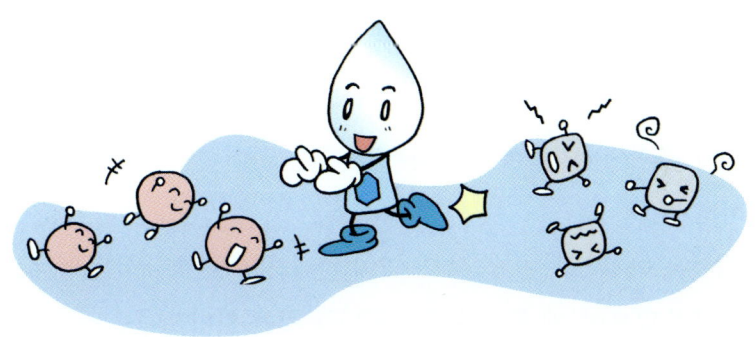

전무식 박사의 최신 이론은 바로 6각수에 관한 것이다. 물은 주로 6각수와 5각수가 혼합되어 있는 구조로 되어 있는데, 6각수의 비율이 높을수록 치밀한 구조를 형성한다. 물분자 상호간에 치밀한 구조가 형성되어 물의 점도가 높아져 있는 물이 높은 생체 보호 효과를 보여준다. 6각수는 생체분자 주위에서 많이 존재한다.

아미노산의 일종인 알라닌이 두 개 중합되어 있는 알라닌 다이펩타이드를 물분자로 둘러싸고, 컴퓨터 시뮬레이션을 한 결과, 알라닌 다

이펩타이드의 주위에 있는 물에서 62%가 6각수, 24%가 5각수인 것으로 나타났다. 이 연구는 생체분자가 6각수를 주위에 형성하는 힘이 있다는 것을 보여준다.

라스(Ras)라는 단백질이 있다. 이 라스가 돌연변이가 되면 암을 유발하는 단백질이 된다. 정상적인 라스와 암에서 발견되는 돌연변이 라스를 물로 둘러싸고 컴퓨터 시뮬레이션을 하였을 때 매우 흥미로운 결과를 얻었다. 정상적인 라스 주위에는 6각수가 많이 분포하였는데, 돌연변이 라스 주위에서는 6각수의 비율이 매우 줄어든 것이다.

이 결과는 물이 모든 생체분자의 주위에서 6각수를 형성하는 것이 아니라는 것을 보여주고 있다. 자연스러운, 정상적인 생체분자의 경우에만 주위에 6각수를 형성하는 것이다. 돌연변이 라스는 6각수를 좋아하지 않는다.

이것은 다시 말하면 6각수가 많이 존재하는 물 속에서는 암세포가 행복하지 않으며, 제대로 자랄 수 없다는 것을 의미한다.

라스 단백질에서 보았듯이, 암세포가 6각수를 싫어한다면, 칼슘이온, 게르마늄이온이나 리튬이온과 같은 구조형성성 이온들을 물에 녹여 6각수의 농도를 증가시킴으로써 암세포의 활동 및 증식을 억제할 수도 있을 것으로 생각된다.

1부에서 살펴보았듯이 실제로 암세포를 보통의 물을 사용한 배양액으로 키웠을 때는 암세포의 수가 4일 만에 10만 개에서 300만 개로 불어났으나, 구조형성성 이온인 칼슘이온을 가한 경우는 오히려 증식이 억제되어 2만 개까지 줄어들었다. 그러나 여기에 다시 구조파괴성

정상세포와 암세포의 비교

미국의 다모디안(Damodian)은 인체의 각 조직에 있는 정상세포 주위와 암세포(종양세포) 주위에 있는 물분자의 스핀-격자 완화 시간(T_1)을 측정하였다. 그 결과 종양세포에 있는 물분자의 완화 시간은 정상세포에 비해서 매우 길다는 것이 확인되었다.

이 실험은 ^{17}O NMR이 아니라 1H NMR을 사용하였고, 완화 시간도 T_2(스핀-스핀 완화 시간)가 아닌 T_1(스핀-격자 완화 시간)을 측정하였지만 결과는 동일하게 해석할 수 있다.

즉, 종양세포 주위에 있는 물분자는 정상세포 주위에 있는 물분자에 비해 구조가 느슨해서 자유롭게 활동하기가 쉽다는 것이다.

이 결과 역시 자유로운 작은 물의 클러스터가 좋다는 ^{17}O NMR의 견해가 문제가 있음을 보여준다.

이온인 알루미늄을 가했을 경우는 다시 암세포가 증식하기 시작했다.

이 실험은 구조형성성 이온들에 의해 물의 구조가 치밀하게 변화하였을 때(6각수가 증가하여, 물분자의 자유도가 감소하여 활동하기 어려울 때), 암의 증식이 억제되며, 물의 구조가 파괴되어 물이 자유롭게 되면 (5각수가 증가하여, 물분자의 자유도가 증가하여 활동하기 쉬울 때), 암의 증식이 촉진될 수 있다는 사실을 보여주고 있다.

다시 표현하면 정상적인 세포는 구조가 치밀한 물을 좋아하며, 비정상적인 세포는 구조가 느슨하여 자유로운 물을 좋아한다는 것을 알 수 있다.

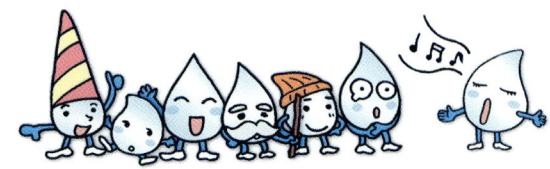

6각수는 구조가 치밀한 물이다

실제로 전기분해, 자석, 원적외선 등에 의해서 물의 구조가 변한 물에서 녹차가 잘 퍼져나가는 것을 관찰할 수 있다. 그 이유를 많은 사람들이 ^{17}O NMR의 선폭 측정 결과를 토대로 물의 큰 클러스터가 깨어져서 자유로운 작은 물이 되었기 때문이라고 해석할 뿐 아니라 이 물이 6각수라고 주장하기도 한다. 하지만 6각수의 가장 중요한 특성 중 하나가 바로 구조가 치밀하다는 점이다.

^{17}O NMR의 선폭 측정 결과를 토대로 자유로운 작은 물이 용해력이 뛰어나다고 주장하고 있는 것도 역시 ^{17}O NMR 측정 조건을 무시하고 결과를 잘못 해석하였기 때문임을 이미 밝혔다.

전기분해, 자석, 원적외선 등에 의해서 6각수의 농도가 증가하는 것은 사실이지만, 6각수가 많은 물이 물 클러스터가 작은 물이어서 자유롭게 활동한다고 해석하는 것은 잘못된 견해이다. 6각수가 풍부한 물은 물분자의 구조가 매우 치밀해서 자유롭지 못한 물을 말하는 것임을 혼동하지 말아야 할 것이다.

다음 장에서 살펴 볼 카와다 박사의 전자현미경 사진은 구조가 치밀한 물이 오히려 빈틈이 많아서 물질을 녹이는 힘이 뛰어나다는 새로운 해석을 가능하게 한다.

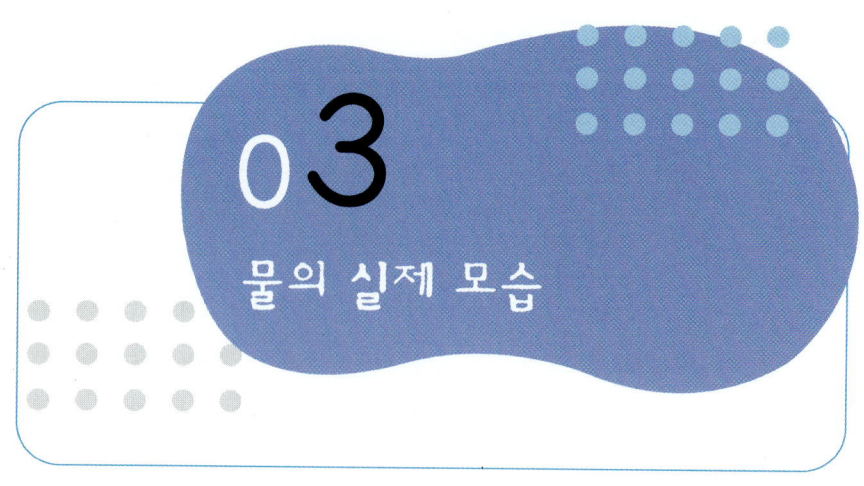

03
물의 실제 모습

유리 같은 물

엔트로피 법칙에 의해서, 물의 수소결합에 의해 형성된 구조들은 1초의 1조 분의 1 단위로 생겼다가 깨졌다가 하는 일을 반복한다. 물의 구조가 그렇게 순간적으로만 존재하며 끊임없이 변화하기 때문에 그 구조를 직접 측정할 수가 없다. 6각수 이론도 실제로 6각수를 직접 실험적으로 관찰한 것이 아니라, 단지 컴퓨터 시뮬레이션으로 물분자 집단의 움직임을 계산한 결과일 뿐이다.

하지만 최근 일본의 카와다 카오루 박사는 아주 간단한 방법을 이용하여 물의 사진을 찍어서 발표하였다. 바로 액체질소에서 물을 단번에 얼려버린 후, 전자현미경으로 사진을 찍은 것이다. 이렇게 간단한 방법을 사용하였지만, 카와다 박사의 물 사진은 물의 구조에 대해서 새로운 시각을 제공하고 있다.

유리 속의 분자 배열을 관찰하면 결정과는 달리 분자가 규칙적으로 배열되어 있지 않고, 무질서하게 늘어서 있음을 알 수 있다. 그래서 유리를 고체로 보지 않고 액체로 보는 견해마저 있다.

실제로 오래된 성당의 스테인드글라스의 경우 아랫부분이 더 두터운 것을 관찰할 수 있다. 이것은 유리가 액체와 같은 성질을 갖고 있어서, 오랜 시간에 걸쳐서 아래로 흘러내려갔다는 것을 의미한다.

그런데 최근 물이 유리와 같은 구조를 가질 수 있다는 것이 밝혀졌다. 물을 초저온에서 급격히 얼릴 때 이 유리와 같은 구조의 물이 생기는 것이다. 이 상태는 매우 불안정해서 온도를 높이면 보통의 얼음의 결정으로 변한다.

그런데 이 유리 상태 물의 X선 회절을 분석한 결과 그 속의 분자 배열이 고체임에도 불구하고 물과 흡사한 것이 알려졌다.

때문에 카와다 카오루 박사가 찍은 사진도 물의 유리 상태의 구조를 전자현미경으로 찍은 것이라고 생각된다. 실제로 세포 등을 급랭각하면 세포 안팎에 아주 미세한 얼음의 결정이 생긴다. 이 물도 유리 상태의 물인 것으로 짐작되고 있다.

다음의 사진은 카와다 박사가 액체질소(영하 196℃)에서 물을 급랭시켜 전자현미경으로 찍은 것이다. (Advances in Colloid and Interface Science, 71~72, 299~316, 1997).

구름과 같은 모습의 물의 클러스터를 사진1에서 볼 수 있다. 이 물 클러스터 입자의 직경은 약 1000 Å($Å=10^{-10}$m)이다.

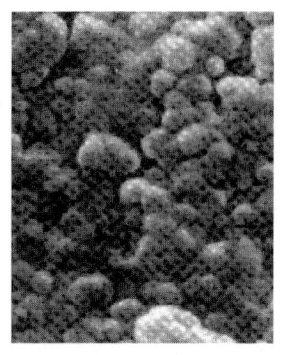

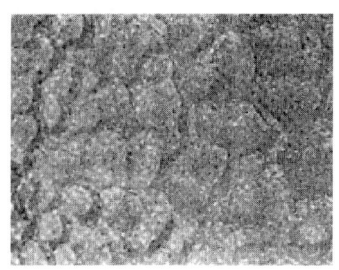

사진2. 사진1의 물 입자 내부를 투과형 전자현미경으로 본 물. 작은 입자들이 차례로 모여 큰 집단을 이루는 계층 구조를 형성하고 있다.

사진1. 액체질소로 급랭시켜 전자현미경으로 본 구름 모양의 물.

사진2는 1000 Å 물 클러스터의 내부를 투과형 전자현미경(TEM)으로 본 것이다. 1000 Å 물 클러스터의 내부는 직경 200 Å의 중간 정도의 클러스터로 이루어졌고, 또 그 내부는 직경 20 Å의 더 작은 클러스터로 이루어져 있다.

즉, 물은 직경 20 Å($Å = 10^{-10}$m)의 작은 1차 클러스터(집단)를 만들어 그것이 합하여져 직경 200 Å의 중간 정도의 2차 클러스터를 이루고, 또 그것이 합하여져 평균 직경 1000 Å의 큰 3차 클러스터를 이루는 '계층 구조'를 이루는 것이다.

20 Å 크기의 물 클러스터에는 물분자가 240~250개 정도 들어 있다고 생각된다. 5각수와 6각수로 본다면 약 40개 정도가 들어 있을 것이다.

이러한 물의 구조는 여태까지 설명되지 않았던 부분들을 설명할 수 있었다. X선 회절과 중성자 산란 실험 결과 모두 물에 적어도 3개의 다른 계층 구조를 가정해야만 설명할 수 있는 피크들이 있었는데, 카와다 박사의 전자현미경 사진은 물이 여러 개의 다른 계층 구조를 갖고 있는 것을 직접 보여준 것이다.

물의 이런 계층 구조는 마치 달이 지구를 돌고, 지구는 태양계를 돌고, 태양계는 또 은하계 안에서 큰 회전을 하고 있는 것과 비슷하다는 느낌이 든다. 물은 수소결합이 끊어졌다 이어졌다 하면서 5개나 6개의 고리를 형성하는 것으로 보이지만 전체적으로는 그것이 모여서 입자를 이루고, 또 다른 입자들을 계층적으로 이루고 있는 것이다.

예를 들어 어떤 물분자가 6각수를 이루기도 하며, 또 20Å 클러스터의 일부이며, 동시에 200Å, 1000Å 클러스터의 일부분이기도 한 것이다. 1조 분의 1초 단위로 이합집산을 하고 있는 5각수와 6각수가 모여서 이루어진 직경 20Å, 200Å, 1000Å의 입자도 역시 끊임없이 이합집산을 이루면서 계층 구조를 이루고 있는 것이다.

그리고 물분자가 큰 덩어리들을 이루고 있는 사이에 무수히 많은 틈이 있을 것이다. 물은 대부분의 물질을 녹일 수 있는 매우 뛰어난 용매이다. 물의 전자현미경 사진으로 판단해볼 때, 물이 어떤 물질을 녹인다는 것에 대한 새로운 해석이 가능하다.

바로 이합집산하는 물분자들이 만드는 틈 사이에 다른 물질이 들어가는 것이 '녹인다'는 현상으로 보이는 것이 아닐까? 그렇다면 용액은 매우 균일한 것처럼 보여도, 실제로는 물과 물질이 균일하게 되는 상태는 존재하지 않는 것이다. 컵 속의 커피 분자는 반드시 진한 부분과 연한 부분이 있는 것이다.

○ 미네랄이 들어간 물

이러한 물의 구조에 미네랄이 들어가면 어떻게 변화할까? 암석의 미네랄 용액을 700ppm(백만 분의 일), 3.5ppm, 7ppb(십억 분의 일)의 3가지 종류를 만들어 전자현미경으로 관찰하였다.

700ppm 농도의 미네랄이 들어간 물을 찍은 전자현미경 사진의 경우 앞의 물 구조 사진과 비교할 때 하나하나의 입자가 매우 뚜렷한 것을 알 수 있다.

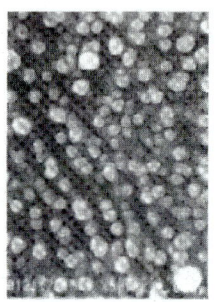 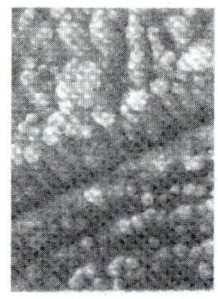 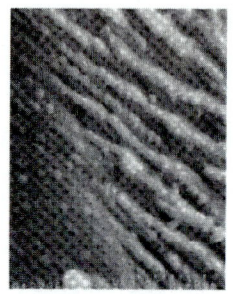

| 700ppm의 미네랄이 포함된 물. 입자가 아주 뚜렷하지만 정렬되어 있지는 않다. | 7ppb의 미네랄이 포함된 물. 3.5ppm보다는 덜 하지만 역시 구조화 되어 있다. | 3.5ppm의 미네랄이 포함된 물. 입자들이 규칙적으로 정렬되어 있다. |

이것은 미네랄에 의해 물의 응집력이 증가한 것을 나타내고 있다. 큰 입자는 직경 1000Å, 작은 입자는 직경 200Å이다. 1000Å 입자는 200Å 입자가 서로 모여 이루고 있다.

3.5ppm의 미네랄 용액의 경우에는 700ppm일 때에 따로따로였던 입자가 아주 깨끗이 정렬되어 있다. 입자의 크기는 직경 1000 Å이다.

그리고 7ppb(10억 분의 1), 즉, 10억 분의 7이라는 농도가 아주 낮은 미네랄 용액의 경우에도 물분자는 정렬되어 배열되어 있다. 3.5ppm일 때와 비교하면 정렬 방식의 규칙성이 뚜렷하지 않지만, 700ppm일 때에 비해서는 느슨하지만 더 정렬되어 있다.

이 관찰에서 3.5ppm일 때 가장 물분자의 정렬이 잘 되어 있었고 다음으로 7ppb, 700ppm이었다. 미네랄의 농도에 비례해서 물분자가 더 정렬되지 않는다는 것은 전혀 기대하지 못한 결과이다. 이 점은 물의 구조와 관련하여 더 연구가 필요할 것이다. 하지만 분명한 것은 7ppb라는 극미량의 미네랄에 의해서도 물이 더욱 구조화되어 촘촘하게 되었다는 점이다.

물을 액체질소로 단번에 얼려서 찍은 전자현미경 사진은 많은 정보를 제공한다. 미네랄이 포함되지 않은 물의 구조는 각각의 물의 입자가 뚜렷하지 않았으나, 미네랄이 미량이나마 포함됨에 따라 물의 입자는 더 뚜렷하게 변한 것이다.

전자현미경 사진으로 판단할 때, 물질이 물에 녹는다는 것은 물의 클러스터 사이에 물질이 들어가는 것으로 판단할 수 있다.

칼슘·나트륨·게르마늄 등의 구조형성성 이온이 녹는 경우에는 내부에서 클러스터를 이루는 주체가 될 수도 있겠고, 칼륨·알루미늄·염소·암모늄이온 등의 구조파괴성 이온이 녹는 경우는 물의 클러스터 사이의 빈틈 사이에 들어갈 것이다.

구조형성성 이온이나 생체분자가 물에 녹아 있을 경우에는 물이 더욱 촘촘하게 구조를 형성하기 때문에 오히려 그 틈은 더욱 많이 존재할 것이다. 그래서 물의 구조가 치밀한 물에서 물질이 오히려 더 잘 용해될 수 있는 것이다. 이러한 해석은 기존의 작은 물이 물질을 녹이는 힘이 뛰어나다는 해석과 반대된다.

물에 녹차가 녹는 것을 예로 들어보자. 물에 녹아 있는 녹차의 분자는 물의 클러스터의 빈틈을 찾아서 열심히 끼어들고 있는 것이다. 하지만 언제나 잊지 않아야 할 것은 이런 모습들이 사진들에서 보이는 것처럼 정적인 모습이 아니라 1조 분의 1초 간격으로 계속 움직이면서 재배열되고 있다는 것이다.

카와다 박사가 보여주는 전자현미경 사진은 구조가 치밀한 물이 물질을 녹이는 힘이 뛰어나다는 새로운 해석을 가능하게 할 뿐 아니라, 어떤 방법으로도 얻지 못했던 물의 구조에 관한 직접적인 정보를 제공하고 있다.

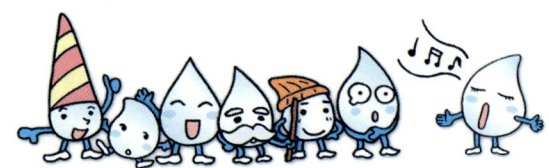

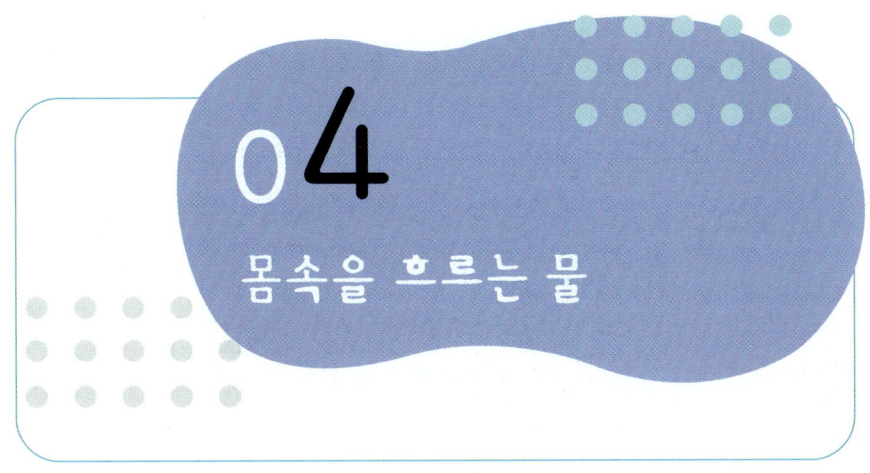

◉ 생체의 모든 반응은 단백질에
의해서 일어난다

생체의 모든 반응은 효소라는 단백질에 의해서 일어난다. 인간이 갖고 있는 30억 개 DNA의 염기서열의 대부분을 분석해낸 인간 지놈 프로젝트에 의해서 인체가 약 3만 개~6만 개의 유전자를 갖고 있는 것으로 밝혀졌다. 유전자에는 생체의 모든 정보가 담겨 있다. 그 유전자에 담겨 있는 생체정보는 거의가 반응에 따라 각각 존재하는 효소에 관한 정보이다.

다시 말하면 인체에는 적어도 3만 개 이상의 서로 다른 효소단백질이 존재하고 있다는 것이다.

탄수화물과 지질은 매우 중요한 생체 물질이다. 하지만 탄수화물이나 지질을 만드는 정보는 유전자에 없다. 단지 탄수화물을 만드는 효소, 지질을 만드는 효소에 관한 정보만이 유전자에 담겨 있을 뿐이다.

예를 들어 식물의 효소들은 태양에너지를 이용하여 공기 중의 이산화탄소와 물로 포도당을 만든다(광합성). 그리고 동물의 효소들은 포도당을 원래의 이산화탄소와 물로 분해하면서 생산되는 에너지를 사용한다. 효소가 없으면 생체의 어떤 반응도 일어나지 않는다.

효소 단백질은 아미노산이 특정한 순서대로 배열되어 형성되는데, 단백질마다 독특한 3차 구조를 갖는다. 이 단백질의 3차 구조에 의해서 단백질의 고유 기능이 나오는 것이다.

단백질이 체내에서 형성될 때, 내부에는 물을 싫어하는 소수성 아미노산이 주로 있고, 단백질의 표면에는 물을 좋아하는 친수성 아미노산이 배열되어 있다.

세포 내의 리보솜이라는 기관에서 유전정보에 의해서 아미노산이 순서대로 연결되어 단백질이 만들어진다. 처음 아미노산이 적게 연결되어 있을 때는 3차 구조를 이루지 못하고 있다가, 아미노산이 점차적으로 연결됨에 따라 어느 순간 순식간에 독특한 기능을 하는 3차 구조의 단백질로 만들어진다.

이때 소수성 아미노산들이 내부로 밀려들어가고, 친수성 아미노산이 단백질의 표면으로 나오게 된다. 이렇게 단백질이 둥그스런 형태의 3차 구조로 되면, 그때까지 주위를 돌아다니던 물분자들이 모여들어 단백질을 거의 순간적으로 물의 막으로 덮어버린다.

● 세 겹의 물로 둘러싸인 단백질

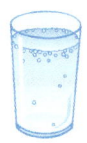 　　단백질 한 분자는 평균 약 7만 개의 물분자로 싸여 있다. 단백질은 다음의 그림에서 보는 것처럼 3겹의 다른 물로 둘러싸여 있다.

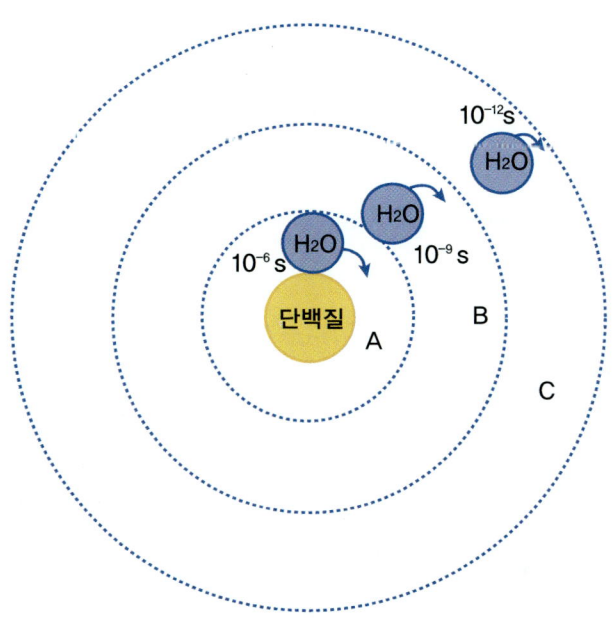

세 겹의 다른 물로 둘러싸여 있는 단백질. 숫자는 물분자의 회전운동 속도이다. A, B 두 층 때문에 단백질은 물 속에서 안정적으로 존재할 수 있다.

A층은 단백질에 밀착되어 있는 물분자로 그 회전 운동 속도는 10^{-6} 초이고, 이 층은 물분자 한 개의 두께를 갖고 있다. B층의 물은 A층의 바깥쪽에 있는 물로서 물분자는 10^{-9}초 정도의 속도로 회전 운동을 하고 있다. 이 두 번째 층의 두께는 기껏해야 물 2~3개 분자 층의 두께라고 생각된다. 그림에서 C층은 보통의 증류수와 같은 물의 상태라고 보면 된다.

단백질은 이렇게 3겹의 물로 둘러싸여 있으며, B층의 두께는 온도, 압력, 또는 전해질 등의 조건에 따라 변화한다. A층의 물분자는 어느 시간 뒤에 B층의 물분자와 교환하고, 그리고 B층의 물분자는 C층의 물분자와 교환한다.

C층의 물분자(보통의 물)에 비해서 B층은 1000분의 1, A층의 물은 100만 분의 1정도로 속도가 느리다. 단백질의 표면에 있는 친수성 아미노산의 전기적인 힘이나 혹은 수소결합에 의해서 A층의 물이 붙잡히는 것이다.

A층과 이웃한 B층의 물분자들도 물분자를 일정한 방향으로 배열하려는 힘의 영향을 받아 운동이 속박 당하지만 그 정도가 A층만큼은 아니다. 이렇게 속박되어 있기 때문에 어는점은 보통 물의 경우에 비해서 매우 낮아진다. A층의 물은 영하 80℃, B층의 물은 영하 10℃의 온도에서 언다.

단백질이 물 속에서 안정되게 존재할 수 있는 이유가 바로 A, B 두 층의 물 덮개 때문이다. 이 물 층이 파괴되면 단백질이 제대로 역할을 하지 못한다.

예를 들어 체내의 단백질이 분해되어 생기는 요소는 수소결합을 잘할 수 있기 때문에 물과 단백질의 수소결합을 파괴할 수 있다. 요소를 다량으로 녹인 수용액에서는 B층의 물분자의 운동 속도가 10^{-9}초에서 10^{-12}초로 증가한다. 그 때문에 A층에 대한 물분자의 충돌 빈도가 늘어나고, 그 결과 단백질은 물분자의 운동에 노출된다. 이런 상태에서 단백질은 본래의 3차 구조를 유지할 수 없어서 변형되고 결국 단백질은 침전되어버린다.

단백질뿐 아니라 DNA나 탄수화물, 지질 등 대부분의 다른 생체 고분자 주위의 물은 거의 비슷한 상태에 있다. 모든 생체 고분자들은 이와 같은 물의 층으로 둘러싸여 있기 때문에 안정화될 수 있으며, 외계의 온도 변화에 의한 영향을 최소화한다.

● 세포가 어는 온도

수용액이 몇 도에서 어는가를 알려면 용액 속에 온도계를 넣어 측정하면 된다. 그러나 세포처럼 작은 경우는 물이 얼 때 내놓는 용해열(80kcal/mol)을 측정하여 용해열이 방출되는 온도를 조사하여 측정한다.

이런 방법으로 세포 내의 어는점을 조사한 결과 영하 10℃와 영하 80℃에서 어는 두 종류의 물이 관찰되었다.

앞에서 설명한 단백질을 둘러싸고 있는 물에서 보았듯이 결국 영하

80℃에서 어는 물은 세포 내의 단백질 및 생체 고분자에 결합해 있는 물이고, 영하 10℃에서 어는 물은 세포질의 나머지 물이다. 세포 내부의 물뿐 아니라 세포 외부의 물도 어는점이 매우 내려갈 수 있다.

두 장의 유리판을 물 속에서 밀착시켰을 때, 유리면에 평행한 방향으로 판을 움직이기는 쉬워도 판을 떼어내려면 매우 큰 힘을 필요로 한다. 이 틈 사이의 물은 보통 물과는 매우 다른 성질을 가지고 있다. 보통의 물보다 증발하기 어렵고 점도도 크다. 이 틈이 멀어지면 판 사이의 물이 갖는 특이성은 없어진다.

이 틈 사이의 물은 얼기가 어렵다. 유리판의 간격이 좁아짐에 따라 어는 점은 차츰 내려가서, 0.001㎜(1㎛) 간격에서는 증류수인데도 영하 100℃에서도 얼지 않는다. 유리면은 극성을 갖고 있어서 물분자를 세게 당길 수 있다. 그래서 물분자가 일정한 배열로 유리면을 덮는 것이다.

생명체는 무수히 많은 세포로 이루어져 있으며, 이렇게 좁은 틈 사이가 많이 있다. 셀 수 없이 많은 틈 사이가 체액으로 채워져 있다. 이런 틈 사이의 체액 역시 마찬가지로 구조화되어 얼기 어려운 상태에 있을 것으로 생각된다.

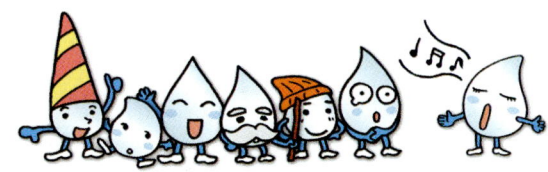

● 생체 조직의 동결

적혈구를 드라이아이스(영하 75℃)나 액체질소(영하 196℃)에서 냉각시켜 현미경으로 들여다보면 혈구가 파괴되어 빨갛게 보인다. 세포질은 단백질을 둘러싸고 있는 B층과 같이 영하 10℃에서 얼기 때문에 액체질소 등으로 냉각했을 때 세포질의 대부분이 얼어버린다. 물은 얼면 부피가 10% 정도 증가하는 특이한 성질을 갖고 있기 때문에 세포질이 얼어서 나타나는 부피의 팽창을 세포막이 견디지 못하고 파열되어버리는 것이다.

일반적으로 냉장고의 냉동실에서 육류 등을 얼릴 때는 드라이아이스나 액체질소에서 보다 천천히 언다. 그때 세포질의 동결에 따른 세포막의 파괴 이외에도 냉각에 의해 다음과 같은 일들이 일어난다.

우선 냉각 속도가 느리기 때문에 세포의 바깥쪽 물이 얼어감에 따라 세포액의 염농도가 점차로 증가한다. 세포 외부의 물이 점점 염농도가 높아져서 오히려 세포 내의 염농도보다 높아지게 되며, 삼투압에 의해서 세포 내의 물이 밖으로 나온다. 그래서 세포가 수축되는 것이다. 이런 경우 비가역적인 변화이기 때문에 세포는 온도를 다시 높여도 원상으로 돌아가지 못한다. 즉, 세포가 죽어버린다.

세포를 녹일 때 가장 해로운 온도는 영하 10℃ 전후이다. 즉, 세포질이 어는 농도이다. 실제로 이 온도를 어떻게 지나가느냐가 세포에 가장 큰 영향을 미친다.

냉각 속도가 느리면 세포 외부에서 물이 점차적으로 얼어감에 따라 세포 외부의 물의 염농도가 높아지게 되어 높은 삼투압에 의해서 세포의 물이 빠져나간다. 냉각 속도가 빠르면 세포 내의 물이 얼지 못하고 과냉각 상태로 존재할 수 있다. 과냉각 상태의 물은 앞에서도 설명하였지만 영하에서도 얼지 않는 물을 말한다. 하지만 냉각 상태의 물은 매우 불안정해서 아주 작은 충격에도 급작스럽게 얼어버린다. 그래서 냉각 속도가 지나치게 빠르면 오히려 온도 변화의 충격에 의해서 과냉각 상태의 물이 얼어버린다.

그래서 조직마다 적절한 냉각 속도를 유지해주어야 한다. 이 속도는 세포마다 다른데, 예를 들어 적혈구와 같이 민감한 세포의 경우 1분간 300℃, 효모의 경우는 1분간 7℃의 속도로 냉각해주어야 세포가 파괴되지 않는다.

● 세포 내의 물은 구조화되어 있다

물은 혈액과 섞여서 몸속을 돌다가 혈관에서 세포외액으로 들어간 다음 세포막을 통해서 조직의 세포 속으로 들어간다. 이렇게 물은 항상 세포를 드나들고 있다. 물이 세포막을 통과하는 정도는 막 안팎의 물의 구조에 따라 달라진다. 물이 구조화될수록 세포막을 통과하는 속도가 늦어진다.

신생아의 경우 체중에 대한 물의 비율은 80% 정도지만 나이와 더불어 그 비율은 감소한다. 성인의 물의 체중에 대한 비율은 60%로서 20% 정도 차이가 난다. 체액 중 세포외액은 30세쯤까지 감소하다가 그 뒤는 거의 일정하기 때문에, 나이가 듦에 따라 인체의 물이 계속 감소하는 것은 결국 세포내액이 감소하고 있다는 것을 뜻한다.

쥐의 근육 내 물의 열운동을 측정한 결과, 생후부터 물의 구조화 정도가 늘어나서 50일쯤부터 거의 일정해지는 것을 알 수 있다. 사람의 경우에도 세포내액의 감소와 함께 세포 내의 물의 구조화 정도가 늘어날 것으로 생각된다. 물의 구조화 정도가 늘어나면 세포 내의 물분자의 속박 비율도 커지고 따라서 세포 내의 물질의 이동도 느려지고 생체 내의 분자간의 반응 속도도 느려진다.

생체 내의 반응은 세포 내에서 일어나는 것이므로 성장이 왕성한 성장기에는 물의 구조화 정도가 크지 않은 편이 유리한 반면, 성장이 진행된 이후에는 물의 구조화가 진행되어 외계의 자극에 대한 반응속도가 느려지게 되어 저항력이 늘어나는 것이 유리할 것이다.

나이가 듦에 따라 세포내액이 감소하는 것도 인체를 외부의 자극과 교란으로부터 지키기 위해서 나타나는 인체의 자연적인 방어 반응이라고 해석할 수 있다.

이미 살펴보았듯이 암세포 주위의 물의 움직임이 정상세포에 비해서 매우 빠르다는 것이 측정되었다. 그 이유는 아직 정확히 밝혀지지 않았지만, 물의 구조로 유추해 보았을 때 항상 빨리 분열하는 암세포의 경우 빨리 성장하는 성장기의 세포와 유사한 성질을 갖고 있기 때문에 물의 구조화 정도가 낮다고 볼 수 있을 것이다. 다시 표현하면 어떤 이유에서든지 물의 구조화 정도가 낮아지면 암세포가 잘 자라는 환경이 되는 것이다.

◉ 세포의 성장과 기능을 조절하는 물

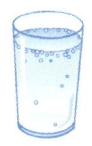 세포가 빨리 분열하는 것은 매우 쉬운 일이다. 박테리아가 분열하는 데 선수라는 것은 잘 알고 있을 것이다. 대장균의 경우 약 20분마다 한 번씩 분열한다.

하지만 생체에서 정말 중요한 것은 세포가 분열할 필요가 없을 때는 분열하지 않고 주어진 조직세포로서의 기능을 해야 하는 것이다. 조직의 구성 세포로서의 기능은 제대로 하지 않고 계속 분열과 성장만 하려고 한다면 문제가 있는 것이다.

성장기의 경우는 세포가 분열하고 성장하는 일이 필요하겠지만, 성인이 된 이후에는 오히려 성장보다는 분화된 조직세포로서의 기능을 하는 것이 중요한다. 그렇기 때문에 세포내외의 물은 일정한 규칙이 있는 구조를 취함으로써 생체세포를 여러 가지의 자극, 교란으로부터 보호하는 구실을 하고 있는 것이다.

그러한 조절 기능을 거부하고 계속 분열하려는 세포가 바로 암세포이다. 암세포는 체내의 조절 작용을 거부하고 빨리 분열하려고만 한다.

건강한 사람의 경우, 세포내외에 있는 구조화된 물에 의해서 세포의 생리 활성이 정상적으로 조절되는 상태이며, 암이나 당뇨병과 같은 경우, 세포의 물의 구조가 파괴되어서 정상적인 생리 활성의 조절이 되지 않는 상태이다.

실제로 칼륨과 같은 구조파괴성 이온의 경우 세포의 활성을 촉진하고 칼슘과 나트륨 같은 구조형성성 이온은 세포의 흥분을 억제하는 기능을 갖고 있다.

따라서 물에 외부로부터 칼슘과 같은 구조형성성 이온을 가한다든지, 전기분해를 하거나 자장 처리를 한다든지 하여 생체에 바람직하게 구조화된 물을 공급할 수 있다면, 정상세포가 이상세포로 변하는 것을 막을 수 있을 뿐 아니라, 암과 같은 이상세포도 정상화시킬 수 있을 것이다.

◉ 생체에는 해로운 온도가 있다

앞에서도 얘기했듯이 물 속에서 합친 두 장의 유리판의 틈 사이의 물은 점도가 높고 구조가 치밀한 독특한 특성을 지니고 있으며, 두 개의 유리판을 떼어 내려면 상당히 큰 힘을 필요로 한다. 그리고 그 압력은 온도에 따라 늘었다 줄었다 하는데, 특이하게도 15℃, 30℃, 45℃, 60℃ 근처에서 압력이 매우 커지는 것이 발견되었다. 그런데 이 온도들은 생물에게는 바람직하지 못한 온도로 밝혀졌다.

예를 들어 개미가 걸어가는 속도는 15℃ 근처에서 갑자기 느려진다. 파리도 10~15℃에서 잘 날지 못하며, 개미처럼 15℃ 전후에서 운동이 둔해진다. 대합조개의 섬모운동도 약 15℃에서 갑자기 느려지며, 산소 소비 역시 급격하게 감소한다. 토끼의 산소 흡입은 30℃ 이하에서 감소한다. 그리고 개구리 알이 30℃ 부근에서 변태를 일으키

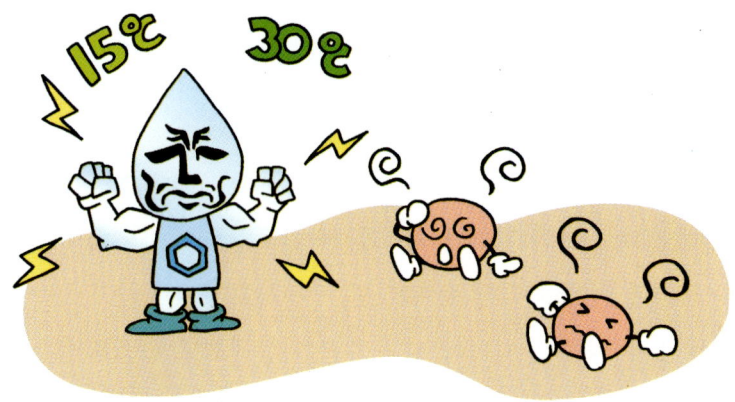

는 비율이 갑자기 늘어난다. 사람의 경우 체온이 30℃ 이하가 되면 동사하는 반면, 체온이 45℃가 되어도 죽는다.

식물에서도 15~20℃ 사이에 생리학적 변환점이 있는 것이 발견되었다. 예를 들어 바나나, 오렌지, 사과, 토마토, 오이, 피망, 고구마 등의 조직이 15℃ 이하에서는 상해를 입는다.

15℃, 30℃, 45℃, 60℃ 부근은 생체에 있어서 바람직하지 못한 온도이기 때문에 생체는 이 온도의 중간점을 선택하게 되었다. 포유동물의 최적온도인 37~38℃는 30℃와 45℃의 중간점인 것이다. 이 온도는 물의 비열이 최저가 되는 점이기도 하다.

그리고 열에 강한 내열성 박테리아의 최적온도는 일반적으로 45℃와 60℃의 중간점인 53~55℃이고, 곤충, 물고기, 토양 박테리아의 최적온도는 15℃와 30℃의 중간점인 23~25℃이다. 조류의 경우는 최적온도가 41℃인데, 치사온도는 다른 포유동물들과 마찬가지로 45℃이다. 조류의 경우 체온이 높은 것은 날 때 큰 에너지를 필요로 하기 때문이다. 날지 못하는 조류인 타조나 펭귄의 경우 체온은 38~39℃이다.

유리판 틈 사이의 물은 매우 구조화되어 있어서 점도가 높으며, 증발하기 어려우며, 0.001㎜ 간격에서는 어는점이 영하 100℃ 이하까지 내려가는 것으로 알려져 있다. 15℃, 30℃, 45℃, 60℃ 부근이 생체에 바람직하지 못한 온도인 이유는 이 온도들에서 물이 지나치게 구조화되어 있기 때문이다.

물의 구조화 정도가 낮아지면 암세포가 잘 자랄 수 있는 환경이 된다는 점을 앞에서 밝혔다. 그래서 세포 내외의 물은 6각수와 같이 일정한 규칙이 있는 구조를 취함으로써 생체세포를 여러 가지의 자극, 교란으로부터 보호하는 것이다. 하지만 물이 15℃, 30℃, 45℃, 60℃와 같이 특정한 온도에서는 지나치게 구조화되어 오히려 생체에 악영향을 끼친다.

이러한 경우 세포 내의 생체 반응이 억제되며 세포막을 통과하는 물질 이동이 느려져서, 신경의 전달 작용이나 산소의 공급이 억제될 것이다. 실제로 동면하는 동물의 경우 체온이 30℃ 정도로 내려간다.

세포가 성장하고 분열하는 데는 물의 구조화 정도가 크지 않은 편이 유리하다. 하지만 물의 구조화 정도가 낮은 환경은 암세포가 잘 자라는 환경이기도 하다.

암세포는 빨리 성장하고 빨리 분열하는 특성을 갖고 있다. 암세포는 열에 매우 약한데, 그 이유는 암세포를 43℃~45℃ 정도로 올리는 경우, 물이 치밀하게 구조화되어 암세포가 자라나기 힘들게 되기 때문이다. 바로 암의 온열치료법의 원리이다.

암세포는 또 낮은 온도에서도 매우 약하다. 15℃ 정도의 낮은 온도의 환경에서도 암세포는 물이 치밀하게 구조화되기 때문에 살아나기 힘든 것이다.

현실적으로 접할 수 있는 물이 매우 구조화되는 온도는 15℃와 30℃이다. 이러한 온도들에서는 세포의 분열이 일어나기 어렵게 되어 난자의 세포분열 및 세균의 증식이 억제되기도 한다.

예를 들어서 새가 자신의 알을 부화시키기 위해서 알을 품어서 따뜻하게 만드는 것은 온도를 올려서 단지 세포의 활동을 활발하게 하려는 의도 이외에도, 세포가 15℃와 30℃와 같이 세포분열을 억제하는 환경으로부터 벗어나기 위한 의도가 있는 것이다.

이러한 원리를 이용하여 유정란을 15℃ 내지 30℃에서 보관하여 세포의 활성화를 더 이상 진행되지 못하도록 만들거나, 식품의 부패를 억제하려는 연구들도 진행되고 있다.

성장기의 경우 세포가 분열하고 성장하는 일이 필요하겠지만, 성인이 된 뒤에는 성장보다는 분화된 조직세포로서의 기능을 하는 것이 더 중요하다.

그래서 나이가 듦에 따라 외부의 자극이나 교란으로부터 생체를 보호하기 위해서 물이 어느 정도 구조화되는 것이다.

그렇지만 살펴보았듯이 물이 지나치게 구조화되면 생체 반응이 매우 억제되어 오히려 생체에 악영향을 끼칠 수도 있음을 잊어서는 안 될 것이다.

생체는 극단적인 것을 싫어하는 것이다. 자유로운 작은 물 뿐 아니라 지나치게 구조화된 물도 싫어하는 것이다.

물속의 다른 물, 중수(D_2O)

물의 분자식은 H_2O로 표현되지만, 자연계에서 산소는 ^{16}O, ^{17}O, ^{18}O의 3가지, 그리고 수소는 $^{3}H(T)$, $^{2}H(D)$, ^{1}H의 동위원소로 존재하기 때문에 물은 이들의 다양한 조합으로 존재한다.

하지만 $^{1}H^{18}O$ (일반적인 물)에 비해서 다른 물의 양은 무시해도 좋을 만큼 적지만, 중수인 D_2O의 양은 약 150 ppm 정도 존재한다.

고등생물의 경우 중수의 농도가 10% 정도 되는 물을 먹으면 죽게 된다. 농도의 차이는 있지만 중수는 생체에 매우 해롭다.

중수의 수소결합은 보통 물보다 강해서 중수는 어는점과 끓는점이 일반 물보다 다소 높다. 중수가 물에 녹으면 프로톤의 교환(H^+와 D^+의 교환)이 일어나서, 중수는 실제로는 HDO와 같이 바뀌게 된다.

HDO는 수소결합이 H_2O보다 더 강하기 때문에 세포내의 물의 구조화정도를 크게 한다. 그렇게 되면 생체고분자와 물 사이의 상호작용도 강해지며, 세포내의 생체반응이나 세포막을 통과하는 물질이동이 느려지고, 결과적으로 신경의 전달 작용이나 산소의 공급이 억제될 것이다. 결국 중수는 특정 온도에서의 '틈사이의 물'과 같이 물의 구조를 지나치게 강화시켜서 생체에 해로운 작용을 하는 것이다.

하지만 최근 물에 존재하는 중수의 농도를 특별한 방법을 이용하여 낮춘 물이 뛰어난 항암효과를 나타내는 것이 밝혀졌다. 생체는 오랫동안 150 ppm이라는 중수의 농도에 적응해 왔다. 중수의 농도가 낮아진 환경에서 일반세포는 일시적으로 성장이 정지되다가 곧 회복되지만 암세포의 경우는 무슨 이유에서 인지 기능을 회복하지 못하는 것이다.

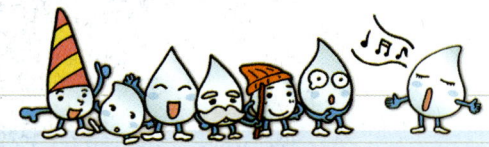

기억하는 물

놀라운 일은 항원을 점점 희석시켜서 10^{120}배까지 희석시켰을 때도 항원 항체 반응이 일어나서 색의 변화가 계속 일어난 것이다. 실제로 10^{120}배까지 희석한 용액에 항원은 한 개의 분자도 있을 수 없다. 즉, 항원분자가 한 개도 없는데 항원 항체 반응이 일어난 것이다.

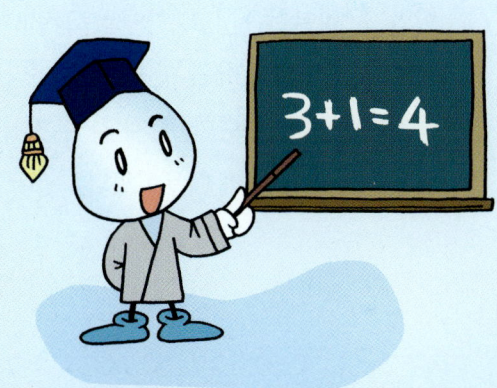

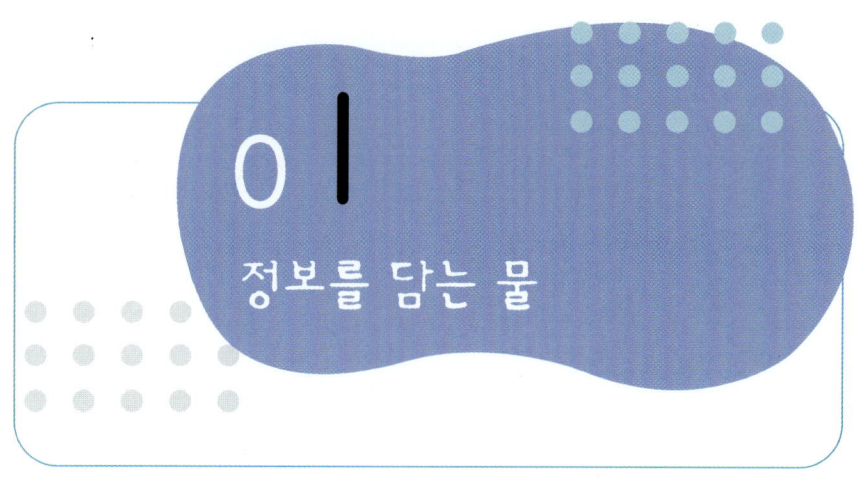

물이 기억을 한다

물의 구조는 1조 분의 초 단위로 생겼다가 깨졌다가 하는 일을 반복한다. 그런데 물의 구조가 이합집산을 반복하면서도, 특정 온도에서는 전체적으로 6각수와 5각수의 비율을 일정하게 유지하는 특성을 지니고 있다. 그렇기 때문에 '물은 기억력이 있다'고 까지 얘기되고 있다.

물이 기억을 한다는 개념을 좀더 구체적으로 살펴보자.

1988년 세계에서 가장 권위 있는 것으로 인정받고 있는 영국의 과학잡지 『네이쳐』에 「gE(면역글로불린E)에 대한 항원을 극도로 묽힌 희석액으로 유도한 항원 항체 반응」이라는 제목의 논문이 실리면서 과학계가 발칵 뒤집혔다. 현재 물리 법칙으로는 도저히 설명할 수 없는 내용을 담고 있었기 때문이었다.

혼자서 이 실험을 맨 처음 시도한 프랑스 국립의학 연구소의 자크 벵베니스트 박사는 기존의 과학 지식으로 이 연구 결과를 이해할 수 없었다. 때문에 이태리 및 캐나다와 이스라엘 연구팀의 협조 아래 반복 실험을 수행하여 역시 같은 결과가 얻어지자 비로소 이를 『네이쳐』에 발표하기에 이르렀다. 프랑스, 이태리, 이스라엘, 캐나다의 4개국 연구팀에 의해서 공동으로 발표된 논문 내용은 다음과 같다.

바소필(염기성과립구, 면역글로불린E를 함유하는 젤리 모양의 백혈구 일종) 내부에는 알레르기를 유발하는 히스타민을 담고 있는 작은 입자들이 있다. 항원이 바소필의 표면에 결합하면 반응이 일어나 히스타민을 담고 있는 작은 입자가 부서져서 히스타민이 방출된다. 바소필은 염색용 시약인 톨루디엔 블루로 염색이 되지만, 히스타민이 방출될 때 그 입자는 색을 잃어버리게 된다.

놀라운 일은 항원을 점점 희석시켜서 10^{120}배까지 희석시켰을 때도 항원 항체 반응이 일어나서 색의 변화가 계속 일어난 것이다. 실제로 10^{120}배까지 희석한 용액에 항원은 한 개의 분자도 있을 수 없다. 즉, 항원분자가 한 개도 없는데 항원 항체 반응이 일어난 것이다.

물질을 10^{120}배까지 희석하였다는 말은 태평양의 물 전체에 녹차 한 잔을 희석한 것보다도 더 묽혔다는 것을 의미한다. 다시 말하면 물 속에 분자가 하나도 없는데도 물이 분자의 구조를 기억해서 항원 항체 반응을 일으켰다는 것과 마찬가지이다.

벵베니스트는 이 결과를 항원의 구조가 물에 각인되어 물이 항원의 역할을 한다고 설명하였다.

이후 큰 논란이 일었고, 『네이쳐』에서는 마술사가 포함된 실사 팀까지 파견하여 벵베니스트의 연구실을 방문, 재실험을 하였다. 총 7회의 실험 중 처음 4회에서는 동일한 결과를 얻었지만, 그 후 실험 조건을 그들이 임의로 바꾼 뒤에는 실험이 재현되지 않았기 때문에, 실험의 통계 처리에 문제가 있다는 결론을 내렸다.

그렇게 되자 벵베니스트는 연구비가 다 끊기고 1993년 국립의학연구소에서 면역의학부 책임자의 자리를 박탈당하였다. 그 후 여러 다른 기관에서도 동일한 실험결과를 얻을 수 있었다고 보고하였으나, 1993년 런던의 유니버시티 칼리지(University College)에서 행한 실험에서는 벵베니스트와 같은 결과를 얻을 수 없었다고 발표하였다.

가장 최근, 2001년 3월 영국의 가디언지는 벨기에의 로버프로이드 교수 주도하에 프랑스, 이태리, 벨기에, 네덜란드의 독자적인 연구팀에서 벵베니스트의 실험을 재현한 결과 모두 벵베니스트와 동일한 결과를 얻을 수 있었음을 보도하고 있다. 이 실험결과는 조만간 의학잡지 『Inflammation Research』에 발표될 예정이다.

현재 벵베니스트는 독자적으로 계속 물이 특정 분자의 성질을 기억할 수 있다는 연구를 수행하고 있다.

동종요법

사실 벵베니스트의 연구가 전혀 근거 없이 하늘에서 떨어진 것만은 아니었다. 서양에서는 17세기부터 전통적으로 동종요법이라는 치료 방법을 사용하였는데, 벵베니스트의 논문은 동종요법을 과학적으로 설명하는 이론을 제공한 것이었다.

동종요법(Homeopathy)은 17세기 독일의 의사 하네만에서 시작된다. 하네만은 말라리아의 치료에 쓰이는 키니네를 정상인에게 투여할 때 말라리아와 흡사한 증세를 나타내는 것을 발견한 후, 말라리아와 비슷한 고열 증세를 유발하는 물질을 환자에게 소량 투여할 경우 질병이 치유될 수 있지 않을까 하고 생각하였다.

그는 환자에게서 나타나는 발열 반응이 인체의 자연 치유 과정에서 나온다고 보고 정상인에게 비슷한 발열 반응을 유발하는 물질을 환자에게 투여할 때, 환자의 자연 치유력이 증가하여 질병이 치료될 수 있을 것이라고 생각하였다. 실제로 하네만은 말라리아뿐만 아니라 다른 질병에도 정상인에게 질병과 비슷한 상태를 유발하는 물질을 투여했을 때 질병이 호전된다는 것을 발견하였다.

'비슷한 것으로 비슷한 것을 치유한다(Like cures Like)' 는 개념은 그 후 동종요법의 주요 원리가 되었다. 그러나 정상인에게 질병의 증세를 유발하는 물질이 대부분 독극물이었기 때문에 그 독극물에 의한 피해가 더 클 수 있었다. 그래서 생각해낸 방법이 독극물을 인체에 전혀 영향이 없을 정도로 희석하는 것이었다. 하지만 독극물을 여러 단계로 희석해서 독극물의 분자가 용액에 한 개도 남아 있지 않을 정도까지 희석해도 그 효과는 사라지지 않았다. 오히려 그 효과가 희석을 하면 할수록 증가하였다.

물질이 없는데도 물질의 효과를 나타낸다는 것은 현대 과학의 이론으로는 전혀 설명할 수가 없었기 때문에 정통 의학계에서는 그동안 무시되어왔다. 하지만 부작용이 거의 없는 뛰어난 효과 때문에 이를 사용하는 의사들이 끊이지 않고 있다.

물론 동종요법에 대해서 의학적인 연구가 없었던 것은 아니다. 놀랍게도 지난 10여 년간 거의 300여 차례에 가까운 동종요법의 효과에 대한 검증 실험이 있었고, 그중 약 80%가 동종요법이 위약 효과(Placebo Effect)와는 다른 분명한 효과가 있음을 보여주었다.

실제로 필자는 동종요법의 효과를 직접 체험하였다. 건강상의 이유로 필자의 딸은 매일 호르몬을 외부에서 투여해야 한다. 만약 동종요법이 사실이라면 호르몬의 성질을 물에 옮겨 마셔도 효과가 있을 것이라는 생각이 들었고, 그렇게 해서 내 딸에게 놀라운 동종요법의 효과를 확인할 수 있었다.

이 얘기는 4부에서 자세히 소개한다.

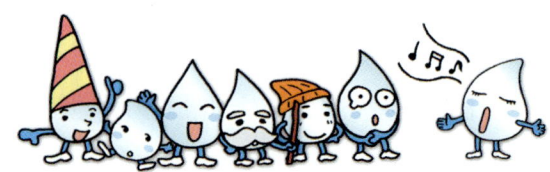

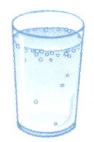 디지털 바이올로지

벵베니스트는 파리 국립의학연구소에서 축출당한 후 계속 자신의 이론을 발전시켜서 디지털 바이올로지 (Digital Biology)라는 이름으로 발전시켰다.

벵베니스트는 분자들이 모두 물에 싸여 있기 때문에 분자들끼리 실제로 만나서 신호 전달이 되는 것이 아니라, 각각의 분자가 고유한 특정 주파수를 내어서 신호를 전달한다고 하였다.

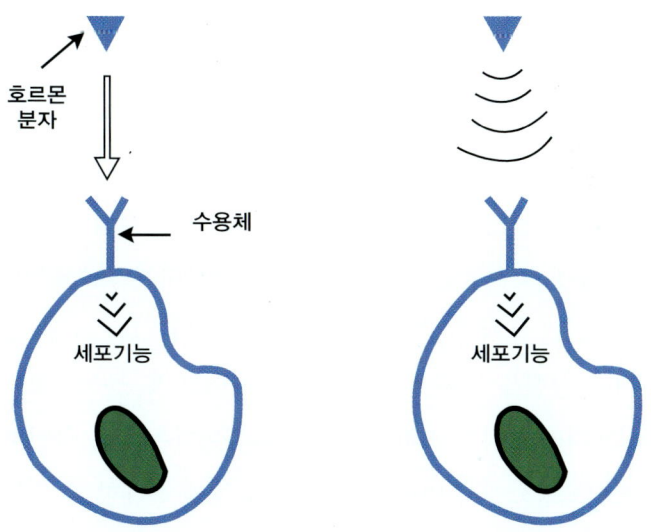

기존의 이론(왼쪽)은 호르몬 분자가 수용체와 직접 물리적으로 접촉해야 신호가 전달된다고 생각한 반면 벵베니스트의 디지털 바이올로지 이론(오른쪽)은 호르몬 분자의 진동을 통해 신호가 전달된다고 보았다.

다음 그림에서 볼 수 있는 것처럼 기존의 생각은 호르몬 분자가 세포막에 있는 수용체(Receptor) 분자와 기하학적 형태가 짝이 맞아서 직접 물리적으로 접촉해야 신호가 전달된다고 생각한 반면에, 벵베니스트는 호르몬 분자가 독특한 진동을 하며 내는 파동이 수용체에 전달되어 공진 현상을 일으키면 수용체에 구조적인 변형이 일어나서 신호가 전달된다고 생각하였다.

　벵베니스트는 분자가 녹아 있는 수용액에서 나오는 특정 분자의 주파수가 있다고 가정하여 그는 20~20,000Hz의 음파를 기록할 수 있는 컴퓨터의 사운드블라스터 카드에 분자의 파동을 담고, 다시 그 파동을 컴퓨터에서 재현해서 물에 기록하였을 때, 물이 분자의 역할을 하는 것을 여러 가지 방법으로 보여주었다.

　예를 들어 히스타민이나 아세틸콜린 같은 물질이 담겨 있는 수용액에서 나오는 파동을 사운드블라스터 카드에 디지털 신호로 저장한 후, 다시 물에 그 파동을 전사하였을 때, 물이 마치 히스타민이나 아세틸콜린이 있는 용액과 같이 행동하였던 것이다. 그는 약 30 종류의 물질에 대한 실험을 통해 재현성을 확인하였고 또 증폭기로 증폭하는 등의 신호처리 과정을 거쳐도 효과가 유지된다는 것을 확인하였다.

　실제로 프랑스에서 여러 개의 약품을 물에 용해한 후 각각의 용액에서 나오는 파동을 디지털 신호로 저장하여 미국 시카고에 보내고 그 신호를 물에 다시 전사하여 각각 용해되어 있는 약품이 어떤 것인지 알아맞히는 실험을 성공적으로 수행하기도 하였다.

　벵베니스트는 이러한 분자의 고유 파동이 디지털화해서 저장할 수 있기 때문에 이러한 개념의 새로운 학문이 태동해야 할 것으로 생각하고 디지털 바이올로지라고 명명하였던 것이다.

디지털 바이올로지는 결국 물이 가장 중심에 있다. 각각의 단백질을 약 10만 개의 물분자가 에워싸고 있기 때문에 어떤 신호 전달도, 어떤 반응도 물을 매개로 일어날 수밖에 없다. 호르몬이나 약품의 분자가 없음에도 불구하고 물은 그 물질을 기억하여 수용체에 그 물질의 정보를 전달해서 마치 분자가 있는 것과 같은 현상을 일으키는 것이다.

● 동종요법과 요료법 (Urine Therapy)

료(尿)요법은 소변을 마심으로서 건강을 유지한다는 방법이다. 소변은 몸에서 배설한 일종의 쓰레기인데 이것을 어떻게 약으로 사용할 수 있을까? 최근 들어서 요료법을 시행하는 사람들이 많이 늘어나고 있다고 한다. 의사가 소개하는 요료법에 관한 책도 주위에서 흔하게 볼 수 있다.

소변이 쓸모없는 배설물이 아니라 소변에는 우리 몸에 필요한 물질들이 많이 들어 있다고 주장되기도 하지만 요료법의 원리는 아직 제대로 밝혀지지 않고 있다.

필자는 요료법을 동종요법의 원리로 설명할 수 있다고 본다. 앞에서 설명한대로 동종요법의 원리는 질병에 의해서 인체에 일어나는 반응은 자연 치유의 과정에서 나온다고 보고, 그 증상을 더욱 강화시켜 줌으로써 치유과정을 촉진시킬 수 있다는 것이다.

그런 면에서 소변이야 말로 자연치유력을 증강시켜 줄 수 있는 최상의 물질일 수 있다. 소변은 인체를 순환하면서 인체가 가지고 있는 자연치유력의 정보를 그대로 담아오는 것이다. 그러므로 자신의 소변에는 자신에게 가장 좋은 자연치유력이 담겨져 있는 것이다.

동종요법의 원리에 따르면, 사람들이 일반적으로 믿고 있듯이 어린 아이의 소변이 좋은 것이 아니라 자신의 소변을 사용하는 것이 가장 효과적인 요료법인 것이다.

하지만 소변은 소변일 뿐 냄새가 나는 것은 물론이고, 선뜻 복용이 내켜지지 않는다.

요료법의 원리가 소변에 있는 물질이 아니라 자연치유력을 이용하는 것이라면, 요료법에서도 동종요법의 원리를 사용할 수 있다.

예를 들어 소량의 소변을 물이 담겨져 있는 페트병에 넣어 희석하고 격렬하게 여러 번 흔든 뒤 복용하면 일반적인 요료법과 같은 효과를 낼 수 있을 것이다.

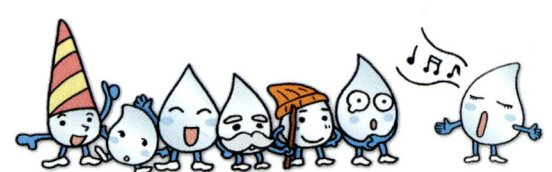

초이의 알레르기 실험

벵베니스트에 이어 미국의 초이 박사 연구팀도 매우 흥미있는 논문을 발표하였다. 그들은 전자파에 심한 알레르기를 유발하는 환자들을 대상으로 연구, 전자파의 주파수를 변경하여 반응을 관찰하였다(『Clinical Ecology』 4, 93~102, 1990).

그 결과 알레르기가 심하게 유발되는 구체적인 마이크로이브 웨이브 영역의 주파수가 있을 뿐 아니라, 반대로 이번에는 유발된 알레르기 증상을 없애주는 주파수도 있다는 것을 확인하였다. 더 나아가 연구팀은 그 주파수를 물에다 전사하였는데, 단지 그 물을 환자가 마시는 것만으로 알레르기 증상이 사라지는 것을 관찰할 수 있었다.

초이 박사 연구팀은 특정 파동에 의해서 특정한 질환이 유발될 수 있고, 치료될 수도 있음을 보여주었을 뿐 아니라, 물이 구체적인 파동의 정보를 그대로 담을 수 있다는 것을 보여준 셈이다.

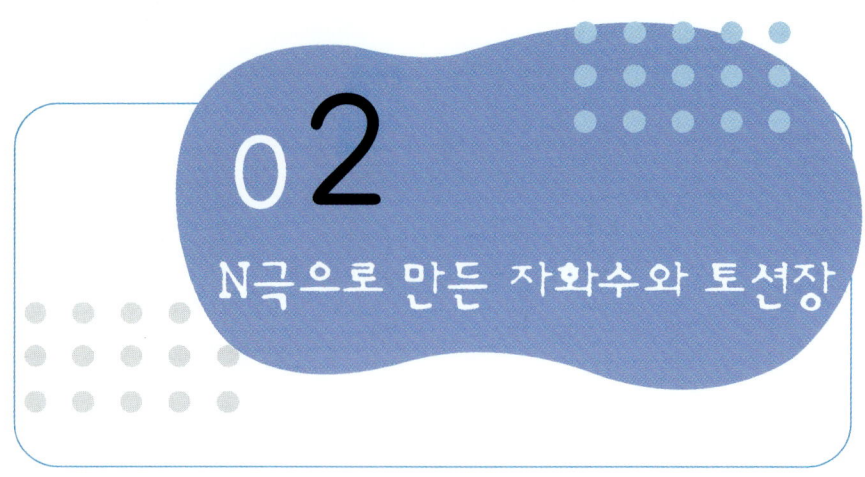

0 2
N극으로 만든 자화수와 토션장

🟢 서로 다른 성질을 가진 자석의 N극과 S극

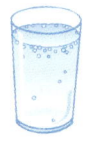

자석으로도 물을 변화시킬 수 있다. 자석을 이용하여 물의 구조를 변화시키고자 할 때는 반드시 자석의 N극을 사용해야 한다. 왜 그럴까?

일반적으로 자력선은 S극에서 나와서 N극으로 들어가는 것으로 알려져 있으며, N극과 S극은 하나의 에너지라인의 일부분이지 별도로 구별해서 생각하지 않았다. 교과서에서도 S극에서 나와서 N극으로 들어가는 자력선을 묘사하고 있는 자석의 그림을 볼 수 있다. 그래서 대부분 기존의 자석 연구는 N극과 S극을 구별하지 않고 진행되어왔다. 하지만 이것은 가장 잘못된 과학적 사실 중의 하나이다. 이미 1930년도에 자력선은 S극에서 나와 중간 지점으로 들어가고, 다시 중간 부분에서 자력선이 나와서 N극으로 들어간다는 사실이 증명되었다.

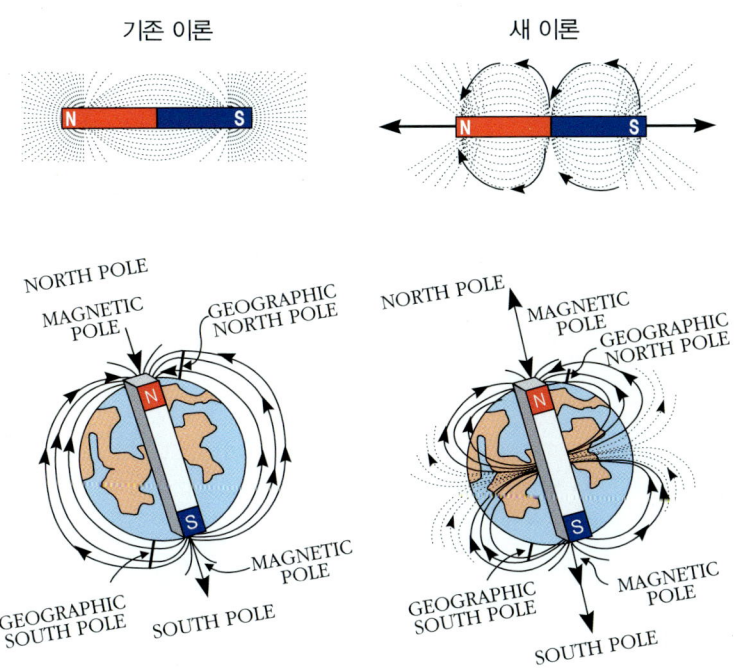

기존 이론   새 이론

기존의 이론은 왼쪽의 그림처럼 S극에서 나온 자력이 N극으로 들어간다고 보았으나 이는 가장 잘못된 과학 상식 중 하나가 되었다. 연구 결과에 따르면 오른쪽 그림처럼 자력은 S극에서 나와 중간 지점으로 들어가고, 다시 중간 부분에서 N극의 자력이 나온다는 사실이 증명되었다. 즉, 자석의 N극과 S극은 전혀 다른 성질을 갖고 있다.

위의 그림은 기존 자석의 잘못된 개념과 새롭게 알려진 N극과 S극에 관한 개념들을 묘사하고 있다.

다시 말하면 자석의 N극과 S극이 나타내는 성질은 완전히 다른 성질이고, 각각을 분리해서 생각해야만 하는 것이다.

최근까지 발표된 자석의 N극과 S극이 나타내는 성질을 다음의 표와 같이 정리하였다.

	N극	S극
일의 능률	증가	감소
대사 작용	향상	자극
반응 속도	감소	증가
치유 효과	촉진	억제
통증	감소	증가
알레르기에 대한 효과	진정	자극
감정에 주는 효과	안정	불안정

N극과 S극 특성의 비교

이렇게 자석의 두 가지 극성이 나타나는 성질이 판이하게 다른데도 불구하고, 최근까지 국내의 자석에 관한 자료와 자석 제품은 모두 N극과 S극을 구별하지 않고 섞어서 쓰고 있다. 6각수 이론이 국내에서 유행하면서 6각수를 만들 수 있다고 하는 자석을 이용하는 제품이 많이 등장하였지만 역시 N극과 S극을 구별하여 사용한 제품은 없었다.

다음의 표는 물을 1000가우스 정도의 판 모양으로 된 자석의 N극 위에 올려놓았을 때의 표면장력 값이다.

노출 시간(분)	표면장력(dyne)
1/2	+0.5
1	+1.0
2	+1.5
3	+3.0
4	+4.0
5	+3.5
30	+3.6
60(1시간)	+3.6
600(10시간)	+3.6
1440(24시간)	+3.6

N극 위의 용액에서의 표면장력의 변화

N극에서 물의 표면장력은 약 4분 정도까지는 약 4dyne/cm까지 증가하지만, 시간이 흘러도 더 이상 변화하지 않았다.

물의 표면장력이 증가했다는 것은 물의 점도가 증가하였다는 것을 의미한다. 즉, 물의 구조가 좀더 치밀하게 변했다는 것을 의미한다.

물을 S극 위에 올려놓았을 때의 표면장력 값은 어떻게 변할까?

다음의 표에서 알 수 있듯이 물의 표면장력은 반대로 5분간에 걸쳐서 약 4dyne/cm까지 감소하였고, 시간이 더 지나도 그 값이 더 이상 변화하지 않았다. 물의 표면장력이 감소했다는 것은 물의 점도가 감소하였고, 물의 구조는 더 느슨해졌다는 것을 의미한다.

노출 시간(분)	표면장력(dyne)
1/2	-0.4
1	-1.2
2	-1.7
3	-3.5
4	-4.0
5	-4.2
30	-3.7
60(1시간)	-4.3
600(10시간)	-4.0
1440(24시간)	-4.3

S극 위의 용액에서의 표면장력의 변화

일반적으로 사용하듯이 자석의 극성을 구별하지 않고 물을 처리하였을 때도 물의 표면장력 값은 어느 정도 감소한다.

암세포의 성장을 억제하는 N극의 자화수

6각수 이론에 의하면 6각수의 비율이 높을수록 물은 치밀한 구조를 형성하며 생체를 안정시킨다. N극에 의해서 표면장력 값이 증가하였다는 것은 특별히 N극이 S극에 비해 구조가 치밀하다고 말할 수 있을 것이다.

다음 그림은 미국의 의학잡지 『JAMA(Journal of American Medical Association), v82, 621-624, 1990』에 발표된 N극으로 처리한 물과 S극으로 처리한 물이 암세포의 증식에 미치는 영향을 조사한

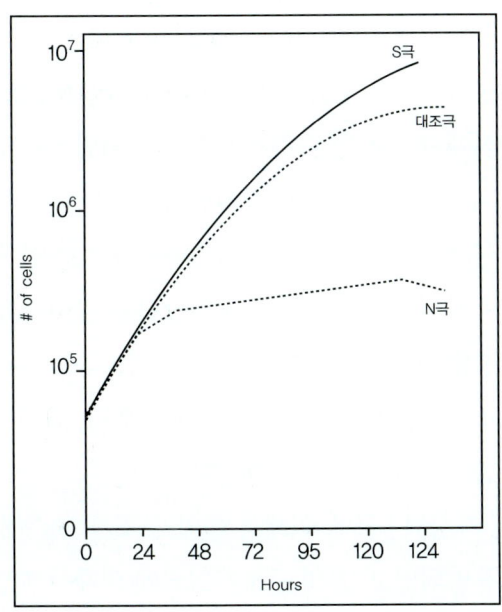

것이다. 그림에서 보듯이 N극에서 처리한 물은 암세포의 증식을 억제하였으나, S극으로 처리한 물은 암세포의 증식을 전혀 억제하지 않았다. 다음은 N극으로 처리한 물과 S극으로 처리한 물을 생체정보 분석장치(BRS)로 분석한 결과이다.

	면역기능	스트레스
N극	9	13
S극	1	1
수돗물	0	1

N극 S극으로 처리한 물의 생체 정보 분석

생체정보 분석장치에 대해서는 다음의 '홀로그램과 생체정보'에서 자세히 살펴보겠지만 물질이 갖는 정보를 물에 옮겨줄 뿐 아니라 사람에게 주는 영향을 피부저항값의 변화로 나타내어 측정할 수도 있다.

생체정보 분석에서는 높은 수치가 나올수록 사람에게 좋은 영향을 미치는 것으로 판단한다. N극으로 처리한 물이 모든 측정 부분에서 S극으로 처리한 물에 비해서 높은 수치를 보여주고 있음을 알 수 있다.

살펴보았듯이 자석의 S극은 물의 표면장력을 감소시켰고, 자석의 N극은 물의 표면장력을 증가시켰다. 즉, 자석의 S극에 의해서 물의 점도가 감소하였고, 물의 구조는 더 느슨하게 되었다. 그리고 자석의 N극에 의해서는 물의 구조가 더 치밀해졌다.

다시 말하면, 자석의 S극에 의해서 물의 구조가 느슨해졌을 때 암세포는 증식이 유발되었고, 물의 구조가 N극에 의해서 치밀해졌을 때

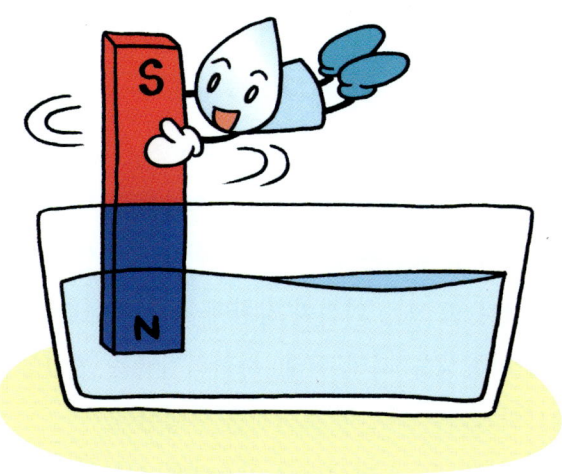

암세포의 증식이 억제되었던 것이다.

이러한 결과는 앞에서 보았듯이 구조형성성 이온인 칼슘을 첨가한 전기분해수로 암세포를 배양했을 때 암세포의 증식이 억제되었던 것과 같은 결과라고 볼 수 있다.

지금까지의 대부분의 자석요법은 자석의 N극과 S극을 전혀 구별하지 않았다. 하지만 위의 실험에서처럼 자석의 N극과 S극의 극성은 분리될 수 있으며, 인체에 미치는 영향도 정반대이다. 자석을 이용하여 물의 구조를 변화시키고자 할 때는 반드시 자석의 N극을 사용해야 한다.

자석은 단지 자력선을 발생할 뿐 아니라, 자연스러운 토션 발생기이기도 한다. 자석의 효과가 물에서 나타나는 것도 물분자들이 자석의 특정한 토션장을 그대로 기억하기 때문이다.

생체정보 분석 장치를 이용하면 물에 기억된 토션장의 정보를 읽어낼 수 있다. 토션장과 생체정보에 대해서는 다시 자세히 알아보겠다.

● 토션장을 발생하는 자석

자석은 자연계에서 토션장(스핀장)을 발생하는 대표적인 물질이다. 토션은 한마디로 회전에 의해서 나타나는 영향을 말한다. 토션은 회전의 방향에 따라 우선형(右旋形)과 좌선형(左旋形)의 방향성을 띠게 된다. 자석의 S극은 우선형 토션장을 형성하고, 자석의 N극은 좌선형 토션장을 형성한다.

러시아에서 제작된 토션 발생기를 이용해서 시험해본 결과 우선형 토션장과 자석의 S극, 그리고 좌선형 토션장과 자석의 N극은 매우 흡사한 성질을 갖고 있음을 확인할 수 있었다.

자석의 N극에서 발생하는 토션장은 물분자의 회전 방향을 왼쪽으로 돌리고, 자석의 S극에서 발생하는 토션장은 물분자의 회전 방향을 오른쪽으로 돌린다. 이것은 황산을 물로 희석하면서 거품이 많은 상태로 슬라이드에 담은 후, N극과 S극에 의한 회전 방향을 현미경으로 관찰함으로써 확인할 수 있다.

따라서 자석의 N극으로 처리한 물과 S극으로 처리한 물은 자석의 N극과 S극의 토션장이 물에 기억되어서 다른 생체정보로 나타나는 것이다. 이 경우는 N극의 토션은 좌선성으로만 나타나고, S극의 토션은 우선성으로만 나타나는 극단적인 경우이다. 같은 물이었는데도 N극과 S극으로 처리한 물의 생체정보 분석이 완전히 다르게 나타났다는 점을 기억할 것이다.

자석뿐 아니라 물에 물질이 녹아도 물질 분자의 토션은 물에 기억될 수 있다. 물질의 스핀에 따라서 물분자의 스핀도 편극화되는 것이다. 하지만 물질의 토션장이 물의 토션장보다 강한 경우에만 물에 기억된다. 그래서 작은 분자의 경우는 큰 분자에 비해 토션이 물에 기억되기 어려운 것으로 알려졌다.

예를 들어 성장 호르몬과 같은 큰 단백질 분자가 물에 기억된다면 그 단백질의 토션은 독특한 스핀의 조합인 새로운 물의 집단(클러스터)을 이루고 있을 것이다.

여기서 말하는 물의 클러스터는 공간적인 클러스터라기보다는, 어려운 해석이지만 공간적으로는 떨어져도 동조성을 갖는 홀로그램적 클러스터를 의미한다.

물질의 토션장과 물에 기억된 토션장은 전자기적인 특별한 장치를 통해서 물에 전사될 수도 있다.

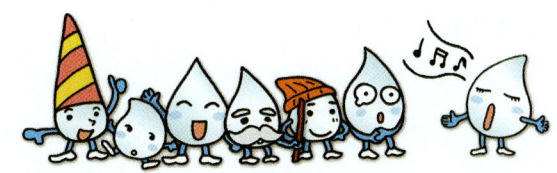

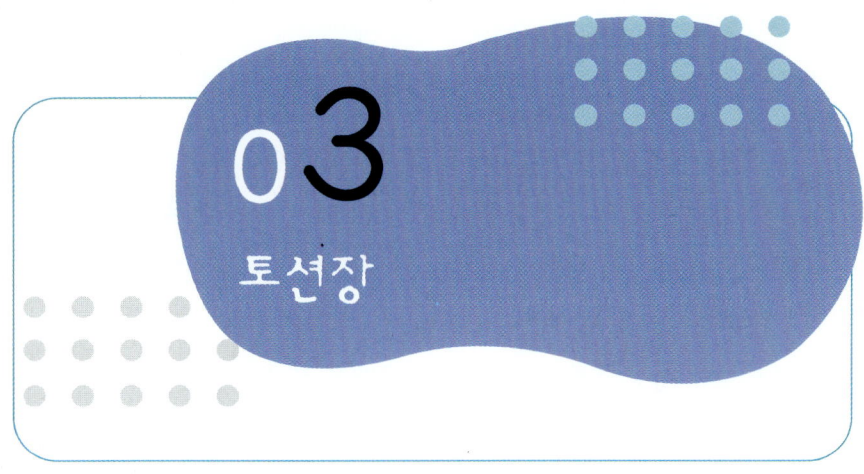

03

토션장

토션장으로 동종요법을 설명한다

물에 구체적인 물질의 정보가 담긴다는 것(동종요법)도 기존의 물리학적 이론으로는 이해하기 어렵지만 파동이 오랫동안 물 속에 남아 있다는 것도 상식적으로 이해하기 어렵다. 자석의 N극과 S극이 각각 다르게 물에 기억될 수 있다는 것도 마찬가지이다. 기존의 파동이론으로 이러한 성질들을 설명할 수 없다.

완벽하지는 않지만 동종요법을 설명할 수 있는 새로운 과학적 이론이 바로 토션 이론이다. 러시아에서 많이 연구된 토션 이론은 벵베니스트와 초이의 실험 결과와 동종요법들의 과학적으로 설명할 수 없었던 변화를 설명하여 줄 수 있다.

성장 호르몬과 같은 큰 단백질 분자가 물에 기억된다면, 이것은 그 단백질의 정보가 물에 독특한 스핀의 조합(토션정보)으로 표현된다고

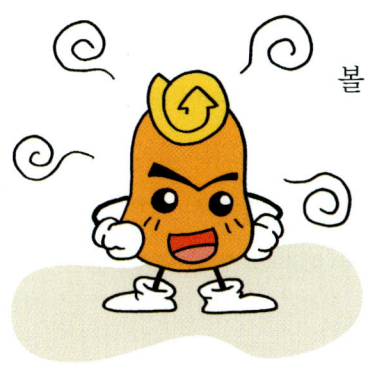

볼 수 있을 것이다.

이런 토션정보를 기억하는 물의 클러스터 (물집단)는 동종요법과 같이 물에 전파되어 퍼져나갈 수도 있다. 뿐만 아니라 물질의 토션장은 전자기적인 장치를 통해서 다른 물질이나 물에 전사될 수도 있는 것이다.

● 독특한 기를 발생시키는 토션장

1922년 프랑스의 수학자인 카탄(Eli Cartan)에 의해서, 회전에 의해서 전자기장이나 중력장과는 전혀 다른 토션장이 생기고 있다는 것이 최초로 발견되었다. 물리학적으로 비교한다면 전하로부터 전자기장이, 질량으로부터 중력장이, 그리고 회전으로부터 토션장(혹은 스핀장)이 만들어지는 것이다.

원자마다 핵이 있으며 스핀(원래는 일반적인 회전을 뜻하는데 물리학적으로 전자나 핵의 회전을 의미한다)의 방향이 다른데, 원자핵과 전자의 스핀 배열 상태에 따라 특정한 토션장이 만들어진다. 또 원자핵과 전자뿐 아니라 원자의 물리적 회전 방향에 의해서, 단순한 회전이 아닌 나선형의 회전이 만들어지면서 다양한 공간적 구조를 갖는 특정한 토션장이 만들어진다.

물질의 각 원자마다 핵과 전자의 스핀과 또 원자의 물리적 회전이

편극화되며, 각각 원자의 토션장들이 중첩되어 물질의 전체적인 토션장이 공간에 표현된다. 즉, 각 물질마다 독특한 토션장이 형성되는 것이다.

그리고 회전하는 물체의 회전 및 스핀의 각 속도가 일정하고 변화하지 않는다면 정적 토션장을 공간에 형성하며, 회전의 각 속도가 계속 변화한다면 동적인 토션장을 형성한다.

동적인 토션장에서는 전파되는 토션파가 발생한다. 정적 토션장은 매우 약해서 측정이 거의 불가능하나 동적 토션장은 전달받는 물체의 스핀에 영향을 미치기 때문에 측정이 가능하다.

토션파는 매우 독특한 성질을 갖는다. 토션파는 주위 환경에 흡수되지 않고 진공 중에서도 매질 없이 전달된다. 그리고 토션파의 전파 속도는 빛의 속도에 비해서도 비교할 수 없을 정도로 빠르다.

토션 이론은 진공을 다음 페이지의 그림에서와 같이 서로의 스핀이 상쇄되어 있는 파이톤(Phyton)이라는 입자로 꽉 차 있으며, 이를 물리적 진공이라고 표현한다.

물리적 진공에서 전하가 편극화됨에 따라 전자기장이 생성되며, 종적인 방향으로 스핀이 편극화됨에 따라 중력장이 생성되며, 토션장은 물리적 진공의 스핀이 횡적으로 편극화됨에 따라 나타나는 장인 것이다.

특별히 전자기장이 생성되는 경우, 물질의 스핀에 어느 정도 영향을 주기 때문에 전자기장과 토션장은 함께 진행하게 된다. 전자기장과 상관없이 존재하는 토션장은 존재할 수 있다. 하지만 토션장이 함께 하지 않는 전자기장은 존재할 수 없다. 따라서 토션장은 특별한 전자기적인 시스템을 이용하여 발생시킬 수 있다.

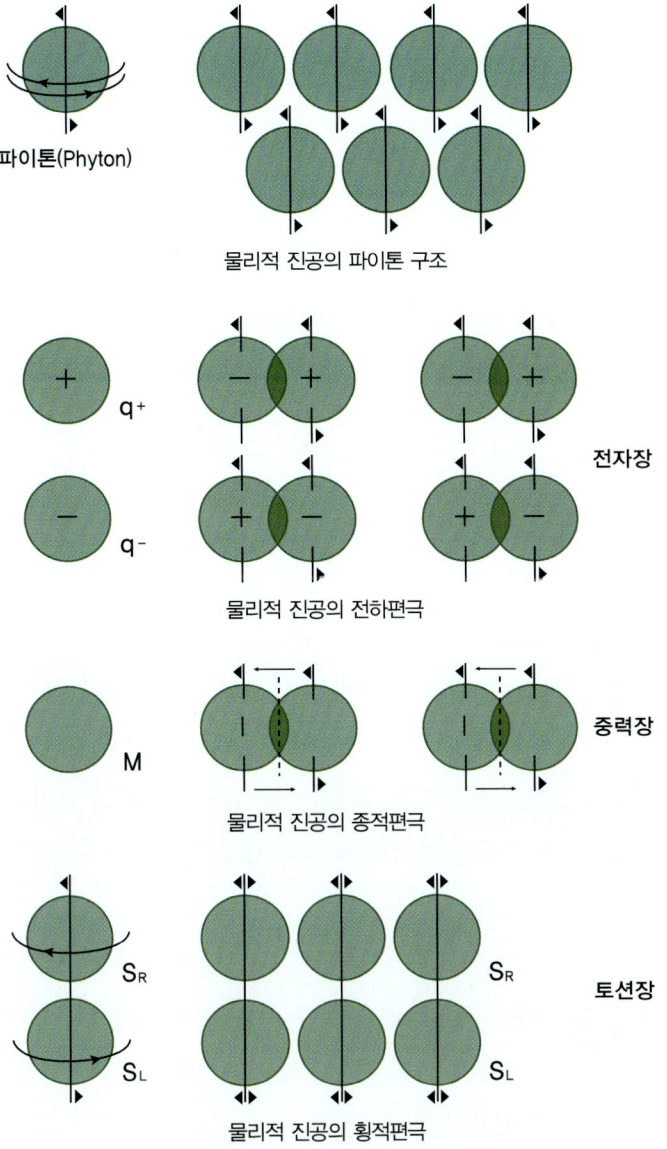

파이톤(Phyton)

물리적 진공의 파이톤 구조

q^+

q^-

전자장

물리적 진공의 전하편극

M

중력장

물리적 진공의 종적편극

S_R

S_L

S_R

S_L

토션장

물리적 진공의 횡적편극

물리적 진공이 파이톤으로 이루어져 있는 모습

그리고 토션장은 히란야(특별한 에너지를 발생한다고 알려져 있는 도형이나 그림)나 부적과 같은 2차원적인 도형에서 발생할 수도 있고, 피라미드와 같은 3차원적인 공간의 특이한 배치에 의해서도 발생한다.

토션장은 특이한 그림이나 도형, 공간적인 배치뿐 아니라, 한자와 같은 문자와 그림에도 담길 수 있다. 이러한 문자나 그림에 담긴 토션장은 복사나 스캔에 의해서 옮겨질 수 있고, 또 디지털 코드로 변환되어 전자우편으로 전달될 수도 있음을 최근 필자의 연구실에서도 여러 가지 방법으로 확인하였다.

토션장은 에너지를 운반하지는 않고 단지 스핀이나 회전의 배열 상태로 나타나는 정보를 전달할 뿐이다. 이런 성질은 물리학적으로는 매우 특이하다. 그렇지만 에너지의 변화는 없더라도 전달받는 물질의 스핀 상태는 변할 수 있기 때문에 토션장의 측정이 물리적으로 가능하다.

토션장의 영향은 전달되는 물체뿐 아니라 공간에도 남아 있을 수 있다. 뿐 아니라 물에도 자석의 N극의 정보뿐 아니라 구체적인 물질의 토션장이 담길 수 있다.

그리고 물리적 진공을 통해서 전달되는 토션장은 부분에 전체의 정보가 담겨 있는 홀로그램적인 특성을 보인다. 이러한 토션장의 특성들은 여태까지 과학적으로 설명되지 못했던 여러 가지 초자연적인 현상들을 설명할 수 있을 것으로 기대된다.

◉ 빛보다 빠른 토션파

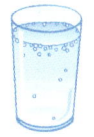 토션파는 빛보다 비교할 수 없을 만큼 빠른 성질을 갖고 있다. 아인스타인의 상대성이론에 의하면 어느 물체도 빛보다 빠를 수는 없다. 빛보다 빠른 토션파를 다시 살펴보자.

물리학적으로 진공은 마이너스 에너지를 갖고 있어서 실제로 측정되지 않는 입자들로 가득 차 있다고 표현하기도 한다.

영국의 물리학자 디렉에 의하면 진공은 이러한 마이너스 에너지의 입자로 가득 차 있어서 언제든지 강한 빛에너지에 의해서 마이너스 에너지를 갖는 전자가 진짜 전자로 변해버리고, 마이너스 전자의 자리는 비게 된다. 그 빈자리는 전자와 같은 성질을 갖지만 반대의 전하를 갖는 양전자로 나타난다.

그래서 빛에너지는 전자와 그 반대되는 양전자로 분리될 수 있으며, 반대로 전자와 양전자가 만나면 2개의 입자는 사라지고 반대 방향으로 날아가는 2개의 빛으로 붕괴한다.

놀랍게도 이렇게 형성된 2개의 빛(광자)은 아무리 떨어져 있어도 서로 동일한 편광각을 유지하고 있다. 즉, 빛의 속도로 서로 멀어져 가고 있는데도 서로 연락을 취하고 있는 듯이 동일한 행동을 하고 있는 것이다.

예를 들어서 편광렌즈의 각도를 45°로 할 때, 2개의 광자는 어떤 때는 통과하고 어떤 때는 통과하지 못하는데, 편광렌즈를 언제 통과할지는 알 수 없지만 어쨌든 통과할 때는 같이 통과하고, 통과하지 않을 때는 같이 통과하지 않는 행동의 통일성을 보여준다. 만약 2개의 광자가 서로 연락을 취하고 있다면 이것은 서로의 연락이 빛의 속도보다 빠르다는 것을 의미한다. 상대성 이론에 의하면 빛보다 빠른 존재는 있을 수 없기 때문에 이것을 아인슈타인－포돌스키－로젠의 이름을 따서 EPR 역설이라고 한다.

어쨌든 광자가 그것의 쌍이 되는 광자와 편광각을 일치시킬 수 있다는 사실은 실험적으로 증명이 되었다. 이것은 아인슈타인이 불가능하다고 말한 초광속 통신이 일어났음을 의미한다.

토션 이론에서는 물리적 진공을 단지 반대의 전하를 가질 뿐 아니라 각각 다른 방향의 스핀을 갖는 전자와 양전자의 파동 형태의 패키지로 가득 차 있다고 설명하고 있다.

서로의 스핀이 서로를 보상하고 있기 때문에, 단지 전하뿐 아니라, 서로의 스핀도 모습을 나타내지 않고 있는 것이다. 그래서 물리적 진공을 서로의 스핀이 상쇄되어 있는 상태인 파이톤(Phyton)이라는 입자들로 가득 차 있다고 설명한다.

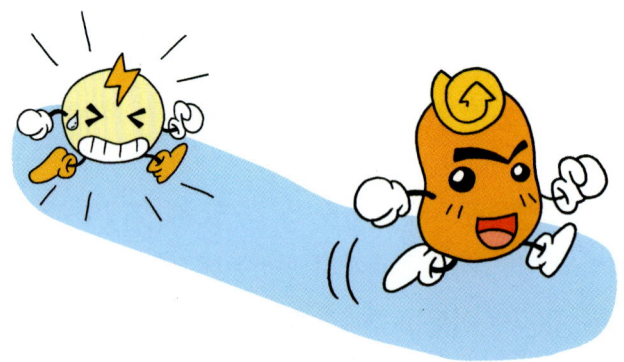

토션 이론은 EPR 역설을 설명할 수 있다. 전자와 양전자가 만나면 서로 사라지고 생성된 2개의 광자가 빛의 속도로 반대 방향으로 나아간다.

토션 이론에 의하면 물리적 진공이 서로 다른 방향의 스핀의 쌍으로 가득 차 있기 때문에 광자가 이동하는 궤적이 공간에 스핀이 편극화된 형태로 나타나며, 빛의 속도보다 빠르게 연결되어 초광속통신이 일어난다고 설명한다.

● 열역학법칙이 무너지는 세계

상대성 이론에 의하면 물체가 빛의 속도에 도달하면 물체의 무게와 에너지는 무한대가 되고, 크기는 무한소가 되며, 시간은 영원히 정지하게 된다. 그래서 현재의 물리학적 상식으로는 어느 물체도 빛보다 빠를 수 없는 것이다.

토션파가 빛보다 빠르다면 매우 독특한 성질을 보일 것이다. 필자는 빛보다 빠른 세계에서는 기존의 물리법칙으로 설명할 수 없는 일들이 일어날 것이라고 생각한다.

우주를 지배하는 열역학법칙이 있다. 제 1법칙은 우주의 에너지는 일정하다는 법칙이고 제 2법칙은 우주의 엔트로피(무질서도)는 증가한다는 법칙이다. 만약 열역학법칙들이 무너진다면 어떤 일들이 일어날까? 에너지 보존의 법칙이 무너진다면 무에서 에너지를 창조하는 일이 가능해 질 것이다. 그리고 엔트로피의 법칙이 무너진다면 엔트로피는 저절로 감소하는 일이 일어날 것이다. 엔트로피가 감소한다는 것은 물에 떨어뜨린 잉크가 퍼지지 않고 저절로 모일 수도 있다는 것을 의미한다.

토션파는 우리가 알고 있는 빛과 같이 퍼져나가기만 하는 것이 아니라 모여들어서 정보를 간직하며 일정한 형태를 갖기도 한다. 토션파는 빛의 속도 보다 빠르기 때문에 시간을 거슬러 올라가기도 하며, 생명을 창조하기도 한다. 토션파는 너무나 미약해서 현대과학의 측정 방법으로는 알아내기가 어렵다.

그러나 이 빛의 속도보다 빠르면서 보이지 않는 세계는 지금 보이는 세계와 공존하며 서로 구체적으로 영향을 준다. 바로 토션장의 세계, 홀로그램의 세계, 기(氣)의 세계이다.

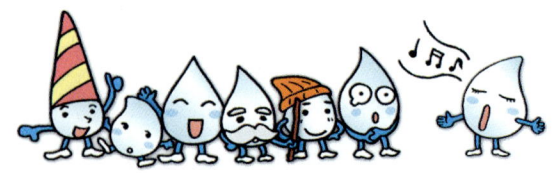

토션 이론과 4차원

여기서 소개하는 토션 이론은 러시아의 토션 이론의 주류를 이루는 아키모프 박사와 슈미리노프 박사의 견해들이다. 아키모프 박사와 슈미리노프 박사는 한국을 여러 차례 방문하였고, 필자의 연구실에서 만나기도 하였다.

2001년 11월에는 알렉산더 슈필만 박사가 한국을 방문하여 역시 필자와 토션 이론에 대해서 장시간 의견을 나누었는데 슈필만 박사는 아키모프 박사와 다른 관점에서 토션을 4차원과 연관시켜서 설명하였다. 그는 토션장보다는 스핀장이라는 이름을 사용하였다.

예를 들어서 현재에 나타나는 물질은 과거에서 미래로, 미래에서 과거로 시간을 따라서 진행하는 두 가지 다른 방향으로 진행하는 파에 의해서 생기는 정상파이며, 어떤 상황에서는 과거와 미래 쪽으로 치우치기도 하는데, 토션 발생 장치에 의해서 물질을 이루는 현재의 소립자가 과거와 미래 쪽으로 모습을 나타내게 되면, 매우 변형되기 쉬운 상태(Deformed Spectral State, DS State)가 된다고 한다.

토션을 통하여 4차원 세계로의 접근이 가능하며, 이론적으로는 시간여행도 가능한 것이다.

전사하는 물질과 물이 DS State에서는 서로 쉽게 정보를 주고받을 수 있게 된다. 실제로 슈필만 박사의 토션 발생기를 이용하여 알콜을 물에 전사한 후, 물을 5명의 사람에게 마시게 하였을 때, 대부분이 물을 마시고 취기를 느끼는 믿기 어려운 상황이 벌어졌다.

수맥과 토션장

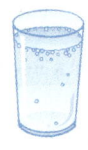 수맥은 문자 그대로 지하에 흐르는 물의 흐름을 말하지만, 지하수의 흐름뿐 아니라 지질학적 균열이나 단층, 그리고 지구의 자기적 에너지 등을 포함하는 땅에서 나오는 에너지를 총괄하는 이름이라고 볼 수 있다.

수맥 등으로 인한 지자기 교란 현상이 몸에 해롭다고 일반에게 알려져 있다. 최근 영남대에서 행한 동물 실험과 135명을 대상으로 행한 임상 실험에서도 침실 수맥에 의해서 두통, 편두통, 정신 집중 저하와 목이 뻐근한 증상 등이 나타나는 것으로 드러났다.

이렇게 수맥이 일반인에게는 관심의 대상이 되고 있지만 학계에서 크게 관심을 갖지 않는 이유는, 바로 수맥이 땅에서 나오는 토션파이기 때문에 기존의 과학적 방법으로 측정이 불가능하기 때문이다. 러시아의 토션장을 연구하는 학자들도 어쩔 수 없이 기감이 뛰어난 초능력자들을 이용하고 있는 실정이다.

그래서 수맥은 생체정보 분석 방법과 마찬가지로 다우저의 인체를 이용하는 L-로드나 추를 이용하여 탐지할 수밖에 없다.

필자도 실제로 토션장을 연구하기 위해서 뛰어난 기공사와 초능력자에게 많은 부분 의존하고 있음을 고백한다.

필자는 최근 수맥에 물을 일정 시간 올려놓고 그 물에 담긴 생체정보를 분석한 결과 다음의 표에서 보는 바와 같이 면역기능과 스트레스에 관한 수치가 매우 낮아진 것을 발견하였다. 특히 수맥이 겹치는 곳은 인체에 매우 나쁜 영향을 줄 것으로 생각된다.

	면역기능	스트레스
수맥이 없는 곳	8	6
단일 수맥선 위	4	3
수맥이 겹치는 곳	0	3
수맥이 겹치는 곳(토션발생장치 사용)	5	5

수맥지역에 올려놓았던 물의 생체 정보 분석

그리고 수맥의 영향은 알루미늄 포일을 5겹 이상 깔거나, 편광면을 겹치는 방법(예를 들어 부엌에서 사용하는 랩), 정전기를 발생시키는 방법 등에 의해 차단이 가능할 뿐 아니라, 위의 표에서 볼 수 있듯이 인체에 이로운 토션장을 발생시킴으로써 중화시키는 것도 가능하다는 것을 확인할 수 있었다.

● 자동차 급발진과 토션장

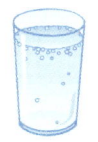 자동차 급발진은 자동차의 시동을 걸자마자 갑자기 엔진으로 많은 연료가 주입이 되어 자동차가 걷잡을 수 없을 정도로 급속히 내닫는 것을 말한다.

지금은 매스컴의 관심도 뜸하지만, 한동안 자동차 급발진은 많은 사람을 불안하게 하였다. 그렇다고 지금 자동차 급발진이 일어나지

않는 것은 아닐 것이다. 단지 해결방법이 없기 때문에 매스컴의 관심에서 멀어졌을 뿐이다. 급발진이 일어난 자동차를 조사하였을 때 자동차급발진을 일으킬만한 원인이 밝혀진 적은 한번도 없었다. 거의 대부분의 경우 자동차 급발진은 오랫동안 주차해 있던 차에서 일어나는 것으로 알려져 있다.

필자는 손으로 장을 느낄 정도로 기감이 뛰어난 초능력자인 최해운 선생과 함께 자동차 급발진이 일어났다고 알려진 지역을 방문하여 수맥을 체크해보았다. 4곳을 방문하였는데 4곳 모두 주차해 있던 자동차의 엔진 부분이 수맥이 겹치는 부분에 위치해 있었다.

수맥이나 토션파는 전자장비에 교란을 일으키는 것으로 알려져 있다. 엔진에 연료공급을 조절하는 엔진 콘트롤 유닛(ECU) 부분에 문제가 생겼을 때 급발진이 재현될 수 있다는 것은 이미 증명이 되었다.

필자가 주장하는 대로 땅속에서 발생하는 토션파에 의해서 자동차 급발진이 일어난다면 수맥을 차단함으로써 자동차 급발진을 예방할 수 있을 것이다. 자동차 밑에 동판이나 알루미늄 포일을 깐다든지 하는 방법들은 사용하기에는 무리가 있다.

현실적으로 가장 쉽게 자동차 급발진을 예방할 수 있는 방법은 이로운 토션장을 형성시켜 땅속에서 나오는 해로운 토션파를 중화시키는 방법일 것이다. 필자는 초능력자인 최해운 선생과 함께 간단한 토션발생장치를 만들어서 수맥의 영향이 차단될 수 있다는 것을 생체정보 분석을 통해서 확인할 수 있었다.

필자의 이론이 맞다면 자동차 급발진은 제조회사의 잘못도 아니고,

또 소비자의 잘못도 아닌 것이다. 간단한 토션발생장치를 이용함으로써 자동차 급발진을 예방할 수 있을 것이다.

토션장과 과학적 검증

필자는 다양한 방법으로 토션장을 사용하고 있다. 이미 언급한 자석의 N극을 이용한 좌선형 토션을 사용하기도 하며, 자연계에서 발견되는 인체에 매우 좋은 영향을 주는 물질을 이용한 토션장을 사용하기도 한다. 그리고 초능력자가 직접 발생시킨 토션장을 사용하기도 한다. 뿐 아니라 동종요법의 원리를 이용하여 구체적으로 물질의 정보를 담은 토션장을 필요에 의해서 사용할 때도 있다.

이렇게 발생된 토션장은 일반적으로는 시간이 지나면 사라지지만, 토션장을 저장하는 물질에 따라서는 거의 영속적으로 지속되기도 한다.

필자는 토션장을 가족과 주위 사람들의 건강을 이용하여 사용하기도 하며, 또 수맥을 차단하기 위해서 사용하기도 하였지만, 아직도 토션장이 널리 보급되기에는 시기상조라는 생각을 항상 하고 있었다.

그 이유는 앞에서도 지적하였듯이 과학적인 검증이 어렵기 때문이다. 혹시 어떤 분들은 '상대적으로 의학적인 검증은 간단하지 않을까?' 하고 생각할 지도 모른다. '아픈 사람이 낫기만 하면 되는 것이 아닌가?' 라는 생각에서 말이다. 하지만 과학적인 검증보다도 더 까다로운 것이 의학적인 검증이다.

역시 앞에서도 언급하였듯이 수십년이 흘러도 '비타민C 메가도스 복용법'이 인체에 도움이 되는지 그렇지 않은지 의학계는 결론을 내리지 못하고 있는 실정이다.

인체를 대상으로 하는 실험은 여러 가지 변수가 있기 때문에 많은 사람을 대상으로 어떤 결론을 내리기가 매우 어려운 것이다. 그래서 신약개발에서도 가장 돈과 시간이 많이 드는 부분이 신약을 개발하는 연구가 아니라 바로 임상실험이다.

실제로 과학계와 의학계는 '충분한 증거를 가지고 와라. 그렇다면 그때 가서 고려해 보겠다' 하는 견해를 보인다. 하지만 토션장을 연구하는 분야는 정식으로 정부나 기관의 연구비를 받기가 어렵다.

현재 인기있는 영역의 과학에 투자하는 만큼의 연구비를 투여하더라도, 이렇게 현대과학의 수준으로 측정이 매우 어려운 이러한 영역의 연구에서 모든 사람이 납득할 정도의 데이터를 만들기가 현실적으로 쉽지는 않다. 하물며 연구비가 거의 없는 상황에서는 더 말할 나위가 없을 것이다.

하지만 여태까지의 과학이 그래 왔듯이 너무 시대를 앞서가서 무시 당했던 과학의 영역들이 선각자들의 노력에 의해서 과학적인 검증이 어느 정도 이루어진 이후에는 바로 주류의 과학으로 전환되기도 한다.

토션장, 수맥, 생체정보, 물의 기억하는 능력 · 건강을 유지하고 치유하는 능력 등에 관한 과학적 검증이 충분히 이루어져 인류에 구체적으로 도움이 되는 날이 오기를 기대한다.

● 토션장은 이미 다양하게 사용되고 있다

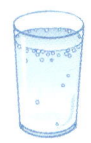 과학적인 검증이 상대적으로 어려움에도 불구하고, 토션장을 이용한 제품들은 이미 우리 주위에서 많이 사용되고 있다.

가장 쉽게 발견할 수 있는 제품은 다양한 개념의 물이다. 일반적으로 파동수라고 알려져 있는 물들이 근본적으로는 토션장을 이용한 제품이라고 볼 수 있다.

현재 시판되는 파동수의 경우 대부분 자연에서 강력한 토션장을 발생하는 물질을 사용하며, 자석 등을 비롯한 특별한 물리적인 자극을 이용하여 다양한 토션정보를 첨가하기도 한다.

한편, 많은 파동수 제품들이 물의 구조에 변화가 일어났다는 것을 증명하기 위해서 주로 ^{17}O NMR 방법에 의존한다. 하지만 2부에서 지적하였듯이 대부분의 경우 그 결과를 잘못 해석하고 있다. 그러한 점은 매우 안타까운 일이다.

필자는 좋은 물은 일반적으로 생각하듯이 작은 클러스터의 자유로운 물이 아니라 구조가 더욱 치밀한 물이라고 생각한다. 그렇다면 pH나 용존산소의 양 등에 변화가 없다면 NMR의 선폭은 좁아지는 것이 아니라 오히려 더 넓어져야 할 것이다.

그리고 자석을 사용한 경우 반드시 N극과 S극의 극성을 구별하여 사용하여야 하나, 대부분의 경우 그렇지 않다. 자석의 극성을 구별하지 않으면 인체에 오히려 해로울 수 있다.

대부분의 파동수 제품들이 대학병원에서 구체적인 임상실험을 행하지는 않았지만 주변에 치유하기 힘든 질병에 걸려 고생하던 사람들이 '이 물을 마시고 병이 나았다' 하는 구체적인 이야기를 담고 있다. 어떤 회사는 모든 이야기가 진실이라는 점을 강조하기 위해서 체험자의 동의하에 공증까지 한다고 한다.

여러 가지 사정상 국내에서 임상실험을 하기 힘들었던, 6각수가 풍부한 파동수를 제조한다는 한 회사는, 베트남에서 고엽제 피해자에 대해 임상실험을 했는데 뛰어난 베트남 정부에서도 인정하는 치료효과를 입증할 수 있었다.

그 외에도 소비자가 물에 토션장을 직접 가해서 물을 변화시키도록 하는 간단한 장치를 판매하는 회사들도 있다.

자석을 이용하는 장치들은 극성을 구별하지 않는 간단한 장치로부터(보통의 자화수), 자석의 N극을 이용하는 제품, 그리고 전자석을 이용해서 N극의 펄스를 물에 주는 장치 등을 들 수 있다. 특히 N극의 펄스를 준 물은 ^{17}O NMR에서 선폭이 오히려 늘어나는 것이 관찰되었다. 자석의 N극을 이용하는 경우 매우 높은 생체정보 수치를 보여주는 것을 확인하였다.

자석과 무관하게 강한 토션정보를 담은 은으로 만든 스틱을 물에 단지 몇 초 휘저어 줌으로써 물을 변화시키는 장치도 있다.

이 경우 실제로 필자가 측정해 본 결과 보통 물이 즉시 매우 높은 생체정보를 갖는 물로 변환되었다. 뿐 아니라 NMR과 라만스펙트럼에서 물의 구조의 변화가 관찰되었으며, 실험실에서의 실험과 동물실험에서 모두 높은 생리활성효과를 보여주었다.

그 외에도 물에 물리적인 자극을 주어 물에 특별한 에너지를 집어넣은 제품들도 있다. 일반적으로 물을 계속 흔들어만 주어도 물이 구조적으로 매우 좋은 물이 된다고 한다. 그래서 외국제품에는 수도꼭지에 달아 물을 나선형으로 회전시켜 물의 구조를 변환시키며 특별한 에너지를 담는 장치도 있다.

이런 논리에서 본다면 폭포에서 떨어지는 물은 매우 신선하고, 좋은 에너지를 갖고 있다고 믿어진다. 구체적으로 물을 폭포와 같은 장치에서 여러 번 떨어뜨려서 물의 구조를 변화시키고, 좋은 에너지를 담은 국내에서 만든 제품도 있었다.

이러한 제품들도 모두 높은 생체정보 수치를 보여주었다.

이렇게 토션정보나 특별한 에너지를 담는 장치이외에도 전기분해 하지 않고 알칼리수를 제조한다는 장치들도 있다. 이 경우 주로 세라믹을 이용하여 칼슘, 마그네슘 등의 미네랄들이 물로 흘러나오게 하여, 물이 알칼리수로 변하게 한다.

이렇게 만들어진 알칼리수는 알칼리성이라는 자체만으로도 인체에 좋은 역할을 할 수 있지만 전기분해 알칼리수와 같이 활성산소를 없애는 능력이 있는지의 여부는 확인하지 못했다.

또 본문의 2부에 소개하였던 일본의 카와다 박사도 암석의 미네랄을 특별한 방법으로 용해하여 농업현장에서 무농약 농법을 가능하게 하는 매우 유용한 물을 만들어 사용하고 있다. 이 물은 현재 한국에서도 농업용으로 유용하게 사용되고 있다.

특별히 이 물을 인체에 사용하는 경우 비공식적이었지만 매우 다양한 질병(특히 백혈병)에 뛰어난 치료효과를 나타내는 것을 볼 수 있었다고 카와다 박사가 필자가 일본을 방문하여 만난 자리에서 들려주었다.

필자는 현재 이러한 다양한 물에 대해서 물리적인 성질, 그리고 실험실에서의 실험과 동물실험을 이용하여 생체활성효과 등의 검증을 시도하고 있다.

● 토션장을 이용한 수처리

아파트나 산업현장에서 녹슨 파이프라인을 교체하는 것은 말할 것 없고, 녹을 제거하는 것도 많은 시간과 비용이 든다. 최근 자석을 이용하여 파이프라인의 녹을 제거할 수 있다는 것이 주장되었으나, 실제로 현장에서는 기대했던 효과를 거의 보여주지 못한다고 한다.

필자가 아는 한, 자석을 이용한 수처리 과정에서 자석의 N극과 S극을 특별히 고려하지는 않는 것으로 알고 있다. 필자는 자석의 극성을 고려한다면 자석을 이용하는 방법도 어느 정도 효과를 나타내지 않을까 생각한다.

최근 필자는 특별하게 토션장을 이용하여 수처리를 하는 회사를 방문하고 깜짝 놀란 적이 있다.

적어도 100가지 이상의 특별한 파동을 담고 있다고 하는 이 회사의 제품들은 파이프의 바깥에 간단하게 부착하기만 하여도 파이프의 녹이 생기는 것을 영구적으로 방지할 수 있을 뿐 아니라, 이미 발생한 녹에 대해서도 점진적으로 녹을 녹여 흘러나가게 함으로써 해결할 수 있다고 한다.

이러한 사실들은 여러 공인기관에서 확인하였을 뿐 아니라, 현장에서도 직접 확인이 가능하였다. 물론 파이프를 교체하는 것에 비해 매우 경제적임은 더 말할 나위 없다.

그런데 필자가 놀란 것은 이 제품이 분명히 토션파를 발생하는 장치들이라고 생각했기 때문이다. 이러한 일종의 토션발생장치가 과학적으로 검증이 되지 않았음에도 구체적으로 이미 널리 사용되고 있다는 점에서 놀란 것이다.

그리고 이 제품의 뛰어난 점은 단지 파이프의 녹을 제거해 줄 뿐 아니라, 파이프를 통과하는 모든 물에 인체에 이로운 토션정보를 담아서 일석이조의 효과를 볼 수 있다는 점이다. 회사에서도 그러한 점은 미처 생각하지 못하고 있었다고 한다.

매년 필자가 사는 아파트의 보일러를 청소하는 동안 열흘정도 온수를 사용하지 못한다. 올해도 열흘 동안 불편을 감수하다 온수가 다시 나오기 시작하면서 어떤 화학처리를 했는지 화학약품 냄새로 머리가 다 아프다. 토션파를 이용하는 방법이 마찬가지의 효과가 있다면 그 사실을 알고도 기존의 화학약품을 사용하는 방법을 고수할 바보는 아무도 없을 것이다.

뿐 아니라 필자가 방문한 어느 회사에서는 바닷고기와 민물고기를 같은 어항에서 8개월째 키우고 있었다. 그리고 같은 어항에서 온도조절 장치 없이 열대어도 키우고 있었다. 열대어는 온도에 매우 민감해서 수온이 20도 이하로 떨어지면 죽는다고 한다. 그런데 한겨울에도 히터를 틀어놓지 않은 사무실에서 살아남았고 벌써 8개월째 늠름하게 자라고 있다고 한다.

어항의 구석에 매우 간단하게 보이는 장치가 들어 있을 뿐이다. 그런데도 8개월째 물을 갈아주지 않았다는 어항에서는 물때를 발견할 수 없었다. 이 제품의 경우는 토션장이라기 보다는 자석과 물의 흐름에 의해서 생기는 기전력을 이용하고 있었다.

이러한 방법은 수처리뿐 아니라 자동차의 연비를 높이기 위해서 사용되기도 하며, 몸에 좋은 물을 만들기 위해서도 사용되고 있다. 한 가지 아쉬운 점은 이 제품들은 모두 외국에서 수입한 제품들이었다. 필자는 국내의 과학자들이 조금만 관심을 기울인다면 오히려 더 나은 제품도 만들어낼 수 있을 것이라는 생각을 한다.

● 전자파와 토션파

전자파가 인체에 안 좋다는 사실은 이제는 상식적인 것이 되어버렸다. 전자파에 의해서 암이 유발될 수도 있고, 아이들을 정서적으로 불안하게 할 수도 있고, 특히 두뇌에 나쁜 영향을 끼칠 수 있다고 한다.

컴퓨터 앞에서 작업을 하는 일이 많은 필자도 전자파의 영향을 최소한도로 하기 위해서 컴퓨터 모니터를 전자파가 많이 나오지 않는 LCD형으로 바꾸었다.

살펴보았듯이 전자파와 함께 토션파도 같이 발생한다. 현재의 과학 기술로서 토션파를 제대로 감지해 내지 못하기 때문에 실제로 전자파가 몸에 안 좋은 것인지 전자파와 수반되어 나오는 토션파가 안 좋은 것인지는 알아내기 어렵다.

전기분해수에서도 확인할 수 있었지만 임의로 발생되는 전자파가 인체에 좋은 영향을 끼치리라고 생각하기 어렵다.

다음의 도표는 23세의 건강한 여성이 전자파를 발생히는 제품들을 전원이 켜진 상태에서 손으로 접촉하였을 때 받는 영향을 생체정보 분석 방법으로 측정해 본 것이다.

	실험전	TV 화면	헤어드라이기	휴대폰
면역기능	13	7	8	4
자율신경	9	2	4	0
뇌	16	8	11	5
암	12	7	7	6

생체정보를 이용한 전자파의 영향 분석

생체정보 수치는 높을수록 인체에 긍정적인 영향을 준다. 위의 도표는 모든 전자제품들이 이 여성에게 전반적으로 나쁜 영향을 끼치고 있으며, 특히 휴대폰이 손에 접촉하는 것만으로도 매우 나쁜 영향을 보이고 있음을 보여주고 있다.

현대인의 생활에 필수적으로 가장 많이 사용되고 있으며, 또 머리에 항상 근접해서 사용하기 때문에 가장 직접적인 영향을 끼칠 수 있는 휴대폰이 인체에 주는 영향을 생체정보 분석 방법을 이용하여 자세히 살펴보았다.

다음의 도표는 휴대폰을 직접 귀에 대고 사용하였을 때의 영향을 46세의 남성에 대해서 살펴본 것이다.

	실험전	통화중	통화중(토션장 사용)
면역기능	7	2	8
뇌	7	3	9
암	4	0	9

생체정보를 이용한 휴대폰의 영향 분석

휴대폰으로 통화 중 생체정보 수치가 매우 내려감을 확인할 수 있다. 이렇게 인체에 부정적인 영향을 주는 휴대폰을 모두가 거리낌 없이 머리에 밀착해서 사용하고 있다는 현실에 두려움을 느끼지 않을 수 없다.

반면에 휴대폰의 유해파를 중화하며, 인체에 이로운 토션장을 발생시키는 간단한 토션발생 장치를 고안하여 부착한 경우, 통화중의 생체정보수치는 휴대폰의 나쁜 영향을 완전히 극복하였을 뿐 아니라, 놀랍게도 평소보다 더 높은 수치를 보여주었다. 이것은 휴대폰을 사용하는 것이 인체에 나쁜 영향을 주는 것이 아니라 오히려 더 도움이 될 수도 있다는 것을 의미한다.

현재 전자파를 차단한다고 하는 많은 방법들이 있지만 휴대폰과 같이 작은 기기에는 적용하기는 어렵다. 필자의 토션발생 장치에 의해서 휴대폰의 나쁜 영향이 차단될 뿐 아니라, 오히려 인체에 더 좋은 영향을 끼치게 되는 것을 볼 때, 휴대폰에서 나오는 전자파 자체보다는 전자파와 동반되어 나오는 토션파가 인체에 나쁜 영향을 끼치는 것이라고 판단할 수 있을 것 같다.

◉ 파이워터와 전기분해 알칼리수

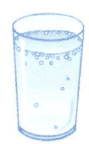 토션장을 이용하는 장치들은 물의 구조에 변화를 주고, 또 높은 생체정보 수치를 보여줄 뿐 아니라, 구체적인 생체활성효과를 나타낸다.

예를 들어 일본에서 상륙하여 국내에서 다단계 판매 시스템을 통해서 엄청난 인기를 얻고 있는 소위 파이워터를 만든다고 하는 정수기는 토션장을 발생하는 세라믹 필터를 이용하여 인체에 좋은 토션정보를 담는 대표적인 시스템이다.

원래 파이워터(π-water)는 1964년 일본의 나고야 대학의 야마시다 박사에 의해서 처음 발표되었는데, 그는 식물 성장의 촉진과 꽃 싹 형성의 촉진 등에 관한 연구 과정에서 염화제일철($FeCl_2$)과 염화제이철

(FeCl₃)의 특수한 조합(2가3가철염)이 알파 토코페롤과 유비퀴논과 같은 중성지방과 합하여져서 생체시스템 구성에 필수적인 요소가 될 뿐 아니라 생체활성에 매우 중요한 역할을 한다는 것을 발견하였다.

이러한 2가3가철염을 물에 일정농도 (2×10^{-12}M)로 희석하여 사용하는데, 이 물을 파이워터라고 부른다.

파이워터는 매우 뛰어난 생체 기능성을 보여주기 때문에, 건강, 미용, 환경정화, 수산, 축산, 농업, 식품가공 등 여러 방면에서 사용되고 있다고 한다.

하지만 단지 정수기의 세라믹 필터를 통과한 물이 실제로 파이워터만큼 신비한 능력을 갖고 있는지는 의문이다. 그리고 이러한 물이 전기분해수와 같이 활성산소를 없애는 구체적인 기능성이 있을지는 사실 의문이다.

1부에서 전기분해 알칼리수가 현실적으로 구할 수 있는 가장 좋은 물이라는 점을 강조하였다. 전해 알칼리수는 6각수의 비율이 높은 구조를 가질 뿐 아니라, 만병의 근원인 활성산소를 없애는 능력을 갖고 있다.

하지만 전기분해수는 물을 인공적으로 전기를 이용하여 분해하기 때문에 좋은 정보가 담겨있다고 보기는 어려울 것 같다. 물에 담겨있는 기운은 과거 우리 조상들이 특별히 강조했던 부분이기도 하다. 예를 들어서 동의보감에서 허준 선생은 자연의 물을 과연 이렇게 다양하게 구별하는 것이 가능한가 할 정도로 기운에 따라서 33가지의 다른 물을 자세하게 표현하고 있다.

실제로 전기분해수의 이런 약점을 보완하기 위해서 전기분해수 장치에 좋은 기운을 넣는 것이 가능하다. 이렇게 생성된 물은 전기분해수의 뛰어난 기능성에 파이워터 보다도 더 뛰어나다고 할 수 있을 정도의 인체에 매우 이로운 토션정보를 담고 있기 때문에 현실적으로 '내 몸에 가장 좋은 물' 이라고 할 수 있겠다.

● 미래의 과학, 토션장

이러한 모든 일들은 아직 과학적으로 다 설명이 가능하지 않다. 하지만 분명한 것은 이런 일들이 현실에서 일어나고 있으며, 산업현장에서나 인체를 유익하게 하기 위해서 이미 구체적으로 사용되고 있다는 점이다.

필자가 항상 강조하듯이 현재의 과학으로 설명이 되지 않는다고 비과학적이라고 하는 것보다 어리석은 일이 없다. 이것은 초과학의 영역이라고 보아야 할 것이다. 이러한 현상을 겸허하게 탐구함으로써 과학은 그 지평을 넓혀갈 수 있는 것이다.

우리가 무시하고 있는 이러한 영역의 과학이 서양에서는 이미 이렇게 구체적으로 연구되고 있는 것이다. 그리고 이론적인 옷을 입히기 위해서 또 많은 학자들이 노력하고 있는 것이다.

산업혁명에서 뒤졌기 때문에 현재까지도 동양이 서양에 열세를 보이고 있다. 동양의 직관적인 사고는 현재의 과학적 사고로 해결할 수 없는 많은 문제에 대답을 줄 수 있다. 그런 면에서 앞으로 새로이 전개되는 새로운 패러다임의 과학의 세계에서 동양은 앞서나갈 수 있는 가능성을 갖고 있다.

하지만 측정 가능한 것만을 대상으로 하는 뒤늦게 배운 현재의 서양학문이 모든 것을 해결하는 진리라고 생각한다면 다가오는 세상에서도 우리는 또 한번 뒤질 수밖에 없을 것이다.

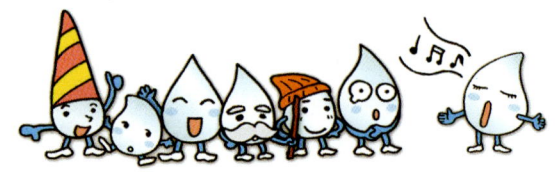

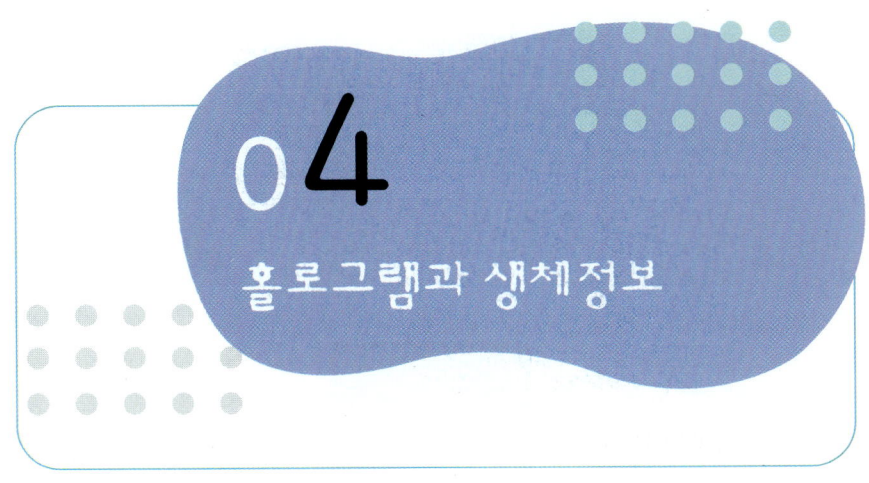

04

홀로그램과 생체정보

⚪ 홀로그램 우주

홀로그램이란 피사체를 거쳐 가지 않은 레이저 광선과 피사체를 거쳐 가는 또 다른 광선이 서로 간섭을 일으키면서 만들어진 상을 말한다. 서로 다른 관점에서 바라보았던 정보가 취합되어 만들어진 상이기 때문에 3차원적 입체 영상을 만들어낸다(그림1).

놀라운 점은 그렇게 만든 홀로그램 필름은 아무리 작게 잘라도 조각 하나 하나가 전체의 정보를 다 갖고 있다는 점이다. 홀로그램 필름의 작은 조각은 단지 선명도만 떨어질 뿐이다. 홀로그램 속에서는 아무리 작은 부분도 전체의 정보를 갖고 있는 것이다(그림2).

최근 우주 전체가 홀로그램으로 서로 연결되어 있다는 이론이 미국의 데이빗 봄을 비롯한 물리학자들에 의해 제기되고 있다.

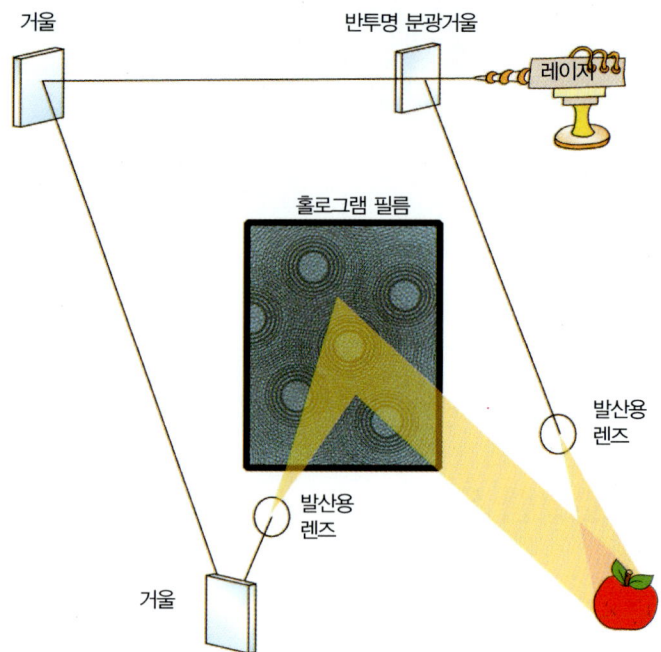

거울

반투명 분광거울

레이저

홀로그램 필름

발산용 렌즈

발산용 렌즈

거울

그림1, 홀로그램으로 만드는 3차원 입체영상

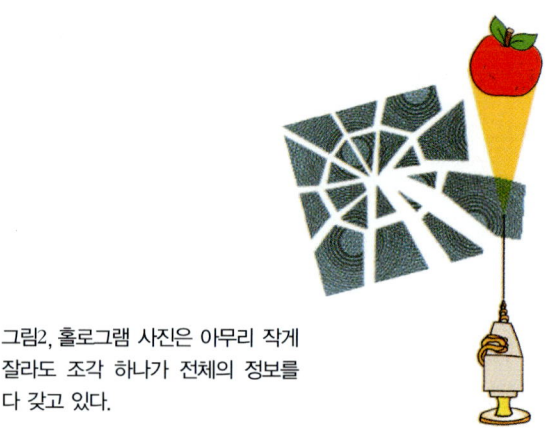

그림2, 홀로그램 사진은 아무리 작게
잘라도 조각 하나가 전체의 정보를
다 갖고 있다.

예를 들어 플라스마 상태에서는 전자와 양이온들이 처음에는 무질서하게 움직이는 것 같지만 곧 살아 있는 생명체와 같은 질서를 보이는 것이 확인된 것이다.

플라스마란 고농도의 전자와 양이온을 품고 있는 가스이다. 전자들이 플라스마 속에 들어오면 개개의 독립체로 있는 것이 아니라, 상호 연결된 전체의 일부가 된 것처럼 행동한다.

플라스마 속에서 3차원적으로 떨어져 제멋대로 움직이는 것처럼 보이지만 입자들은 초공간적으로 연결되어 있는 것이다. 앞에서 설명한 물리적 진공에 나타나는 토션장도 이러한 홀로그램적 특성을 보인다.

데이빗 봄은 자신이 제시한 새로운 개념의 홀로그램의 세계를 '양자장'이라고 명명했으며, 그것이 마치 중력장처럼 공간 속에 편재해 있다고 한다(localized).

양자장이 작용하는 차원에서는 위치라는 것이 무의미하다. 공간 속의 모든 지점들은 다른 모든 지점들과 동등해졌으며, 어떤 것이 다른 어떤 것과 서로 분리되어 있다고 말하는 것 자체가 무의미한 것이다. 이러한 성질을 물리적으로 비국소성(Non-locality)이라고 한다.

데이빗 봄은 어항 속에서 헤엄치고 있는 한 마리의 물고기를 예로 들어서 비국소성에 의한 두 입자간의 연결을 설명한다.

어항의 물고기를 정면과 측면을 비추고 있는 두 대의 비디오카메라에 비춘다고 생각해보자. 두 대의 TV를 통해 나타나는 화면상의 물고기는 사전 지식이 없다면 별개의 존재로 보일 것이다. 그러나 계속 관찰한다면 서로간의 연결성이 존재함을 알게 된다. 한쪽이 방향을 바꾸면 다른 쪽도 같은 모습은 아니지만 일치되는 방향 전환을 할 것이다. 서로간에 교신하고 있는 것으로 판단될 수 있다. 그러나 사실은 어떠한 교신도 일어나고 있지 않다. 바로 두 마리로 보이는 물고기가 사실은 한 마리이며 같기 때문이다.

데이빗 봄은 이것이 EPR 역설을 나타내는 2개의 광자 사이에서 나타나는 초광속적 연결과 같다고 설명한다. 실제로 양자장은 모든 공간 속에 스며들어 있으며 모든 입자들은 초공간적으로 서로 연결되어 있다고 보고 있는 것이다.

토션장은 홀로그램적 특성을 갖고 있다. 물에, 자석에 의한 영향뿐 아니라 구체적인 성장 호르몬과 바소프레신과 같은 호르몬의 정보가 담길 수 있다면 그것도 역시 홀로그램의 이론으로 설명이 가능하다.

물분자의 클러스터들의 수명이 1조 분의 1초에 불과하기 때문에 호르몬 분자의 구조가 공간적으로 물에 나타난다고 생각하기는 어렵다. 성장 호르몬과 같은 큰 단백질 분자가 물에 기억된다면 그 단백질의 토션 정보는 독특한 스핀의 조합인 새로운 물의 클러스터로 표현될 수 있을 것이다.

이 물의 클러스터는 3차원적인 특정한 형체를 유지하고 있는 것이 아니라 끊임없이 이합집산을 하고 있다. 하지만 3차원 공간에서 흩어져 제멋대로 움직이는 것처럼 보이는 이 물분자들은 홀로그램의 세계에서는 특정 호르몬 정보의 부분으로서 일정한 질서 안에서 연결되어 있는 것이다.

● 과거와 현재, 미래가 연결되는
홀로그램의 세계

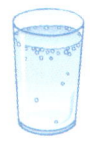 홀로그램의 개념은 더욱 확대될 수 있다. 홀로그램은 3차원에서의 움직이는 물체의 질서뿐만 아니라, 시간선을 연결해주는 질서일 수도 있다.

다시 말하면 과거와 현재와 미래도 홀로그램의 파동으로 표현될 수 있는 질서로 볼 수 있다. 실제로 토션이 시간을 관통하는 파동에 의해서 나타나며, 또 나선형의 회전을 통해서 4차원의 세계와 연결될 수 있다는 이론이 제기되고 있다.

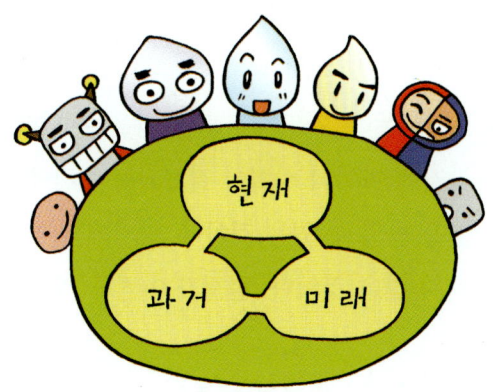

그렇다면 홀로그램의 세계는 공간뿐 아니라 과거와 현재와 미래도 서로 연결되어 있는 질서인 것이며, 이 홀로그램의 세계에서는 미래뿐 아니라 과거도 현재에 의해서 변할 수 있는 것이다.

실제로 다음의 실험이 진행되었다.

사람들에게 듣기 좋은 소리와 듣기 싫은 소리를 섞어서 임의로 나누어준 뒤 각 사람들에게 자기에게 듣기 좋은 소리가 들리기를 염원하도록 하였다. 그 후 소리를 조사해본 결과 듣기 좋은 소리가 자기에게 올 확률이 통계적으로 유의성 있게 높게 나타났다.

결국 나의 기도나 염원이 과거에 이미 일어났던 무작위로 소리를 나누어주는 행위에 영향을 미쳤다고 볼 수 있는 것이다.

이 실험은 기도나 신념 그리고 긍정적인 생각들이 홀로그램의 세계에서는 직접적으로 현재에 영향을 줄 뿐 아니라 과거의 사건에까지 영향을 줄 수 있다는 것을 시사하고 있다.

예를 들어 임신한 여자가 아들을 낳기를 간절히 원하면서 기도를 하고 있다고 하자. 아이의 성별이 이미 결정되었는데, 기도를 하면 그 기도가 응답을 받을 수 있을까?

홀로그램 우주에서는 그 기도가 응답을 받을 수 있다. 내가 지금 기도하는 행위가 과거에 아이의 성별이 결정되는 순간에 영향을 주어서 아들을 낳을 확률을 높일 수 있는 것이다. 과거에 일어났던 사건이 사실은 아직 종결되지 않은 것이다. 현재가 아직도 과거에 영향을 주고 있는 것이다.

홀로그램의 세계에서는 미래의 예측도 가능하다. 또 다른 실험을 살펴보자.

무작위로 선출된 컴퓨터화 된 그림을 사람들에게 모니터 상에서 보여주었다. 예를 들어 공격하는 뱀이 나오는 그림을 보여주면 보는 사람이 공포를 느끼고, 귀여운 강아지를 보여주면 평온하게 느낄 것이다. 이처럼 무서운 그림과 좋고 예쁜 그림을 컴퓨터 화면에 무작위로 뽑아서 보여주었다. 그런데 정말 놀라운 점은 사람이 뱀 그림이 나오기 약 0.5초 전에 이미 놀란다는 사실이었다.

정서적인 반응과 혈압의 변화 등의 생리적 변화를 함께 모니터하는데, 뱀 그림이 나오기 0.5초 전에 벌써 공포스러운 그림에 대한 반응이 혈압의 상승 등의 구체적인 생리적 변화로 나타나는 것이다.

위의 실험들은 홀로그램 우주에서는 공간뿐 아니라 과거와 현재와 미래가 서로 연결되어 영향을 줄 수 있다는 것을 시사해준다.

누구나 부분으로서 전체를 볼 수 있다. 어떤 사람은 흐릿하게 보고, 어떤 사람은 뚜렷하게 볼 뿐이다. 어떤 사람은 긍정적으로 세상을 보아서 세상을 긍정적으로 바꾸기도 하고 어떤 사람은 비관적으로 세상을 보아서 자기 주위의 세상을 비관적으로 바꾸는 것이다.

● 생체정보 분석의 원리

생체정보 분석 장치는 토션장 혹은 토션파로 표현되는 생체정보를 측정해준다. 생체정보는 인체의 어느 부분에나 담겨 있다. 바로 인체의 어느 부분이나 전체의 정보를 담고 있는 홀로그램이기 때문이다.

혈액, 소변, 머리카락 등 어느 부분도 상관없이 같은 생체정보를 제공한다. 생체정보는 우리에게 매우 친숙한 기(氣)와 같은 개념이라고 생각하면 된다.

전파되지 않는 정적인 토션장은 에너지 적으로는 아주 미약하기 때문에 기존의 어떤 측정 장비로도 측정이 불가능하다. 그렇기 때문에 인체의 토션장의 측정은 아주 특별한 방법을 사용한다. 바로 인체를 회로의 일부분으로 사용하는 것이다.

실제로 이런 원리는 O링 테스트라는 방법으로 많이 사용되고 있다. 한 쪽 손의 엄지와 집게손가락으로 원(O링)을 만들고, 다른 쪽 손에는 물질을 들었을 때, 이 물질이 내 몸에 맞으면, 한쪽 손의 O링이 강해지고, 물질이 내 몸과 맞지 않으면 O링은 약해진다.

예를 들어 사과가 내 몸에 맞는다면 사과를 만지거나 한쪽 손에 드는 순간, 다른 쪽 손의 O링이 강해지는 것이다. 사과를 손에 만지는 것만으로 다른 쪽의 손가락의 힘이 증가되는 생리학적 원리는 없다.

O링 테스트는 사과와 내 몸과의 특별한 상호작용을 통해서 내 몸에 변화가 일어났음을 보여주는 대표적인 증거이다.

생체정보 분석의 원리는 머리카락, 혈액, 소변 등에 아주 약한 전류를 통하여 그 안에 담겨 있는 인체의 생체정보를 담은 후 오퍼레이터의 몸을 통과시키면, 오퍼레이터의 몸이 생체정보와 반응하여 피부저항의 변화로 나타난다는 점이다.

기존의 어떤 측정 장치도 생체정보가 실린 전류와 그렇지 않은 전류를 구별해내지 못한다. 하지만 인체는 생체에 좋은 정보와 나쁜 정보를 구별하여 생체에 좋은 정보가 들어왔을 때와 나쁜 정보가 들어왔을 때 각각 다른 반응을 보인다. 어떻게 보면 거짓말 탐지기와 매우 비슷한 원리라고 할 수 있다.

피부저항의 변화를 읽어내는 생체정보 분석의 원리를 이해하는 데 일본의 노무라 하루히꼬 박사가 했던 다음의 실험이 도움이 될 것이다.

피실험자가 카본섬유보드에서 2~3m 떨어진 곳에 앉아 있고, 뇌파, 호흡수 변화를 측정하는 센서를 몸에 부착한다. 그리고 피실험자의 손은 센서 위에 부착, 손바닥 가운데 있는 노궁혈을 통해서 나타나는 피부저항의 변화를 측정할 수 있도록 한다.

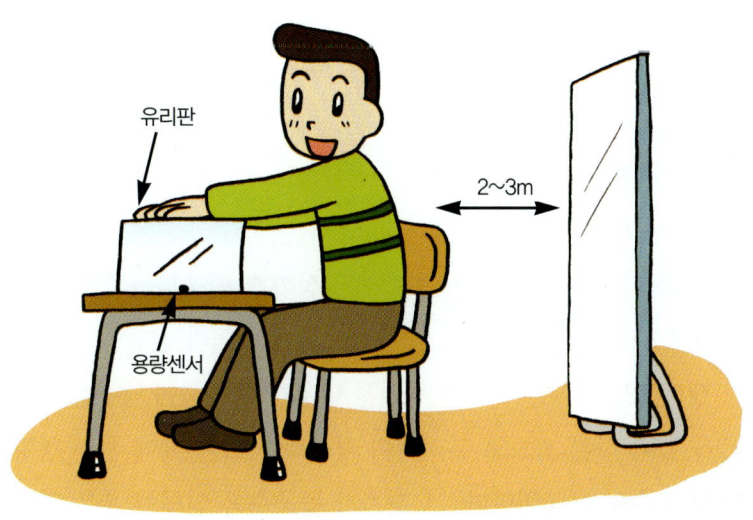

피부저항의 변화를 측정하는 생체정보 분석법 : 인체를 회로의 일부분으로 이용하는 것이 생체정보 분석의 원리이다. 이 실험을 통해 뇌에 정보가 전달되고 안되고에 관계없이 '세포끼리 의사를 소통하고 있다' 는 것이 나타났다.

피실험자의 2~3m 뒤에 있는 보드에 한 사람 분의 발열량에 해당하는 정도의 전류를 흘리면서, 피실험자에게서 나오는 뇌파, 호흡수, 손바닥의 피부저항의 변화를 기록한다.

실험 결과는 전류를 넣었다 끊었다 할 때마다 노궁혈을 통해 나타나는 피부저항이 재현성 있는 변화를 보여주었다.

반면에 피실험자의 뇌파나 호흡수는 전혀 변화가 없었다. 결국 피실험자의 등에 있는 세포가 전류의 변화를 감지하여 세포끼리의 정보 전달에 의해 손바닥의 노궁혈까지 전달되었던 것이다. 하지만 뇌에는 그 정보가 전달되지 않아서 뇌파나 호흡수에는 전혀 변화가 없었던 것이다. 그리고 피실험자는 전류를 넣거나 끊거나 했던 것을 실험 중에 전혀 알아채지 못했다.

이 실험 결과의 중요한 점은 뇌에 정보가 전달되고 안 되고에 관계 없이 '세포끼리 의사를 소통하고 있다' 는 것을 보여주고 있다는 점이다. 의식과 무관하게 생체정보에 일정하게 반응하는 인체를 회로의 일부분으로 이용하는 것이 생체정보 분석의 원리이다.

생체정보 분석은 이러한 원리를 이용하여 인체에 영향을 주는 정보들을 각각 다른 코드로 분리하여 각 코드마다 인체에 주는 영향을 구체적인 수치로 표현한다. 그 수치가 높을수록 인체에 좋은 영향을 주고, 수치가 낮을수록 인체에 나쁜 영향을 주는 것으로 판단한다.

이 방법이 과학적으로 논란이 되는 것은 사람이 회로의 일부분으로 편입되어서 오퍼레이터의 역할이 매우 중요하게 된다는 점이다. 오퍼레이터에 따라서 측정치가 변할 수 있다면 전혀 과학적인 방법이라고 볼 수 없기 때문이다. 하지만 숙련된 오퍼레이터의 경우 95% 이상의 재현성을 보여주는 것이 이미 확인되었다.

생체정보 분석이 많은 정보를 전해주지만 아직 과학계나 의학계에서 받아들이기에는 무리가 있음을 인정한다. 하지만 현재의 과학의 이론으로 설명되지 않는다고 무시하는 것은 올바른 태도가 아니다. 재현성이 있다는 것은 과학적으로 신뢰성이 있다는 것을 의미한다. 이런 현상을 선입견 없이 탐구함으로써 진정한 과학의 발전은 이루어지는 것이다.

현재 러시아와 한국에서 필자를 비롯한 연구자들에 의해 객관적으로 토션정보를 측정할 수 있는 시스템이 연구되고 있다.

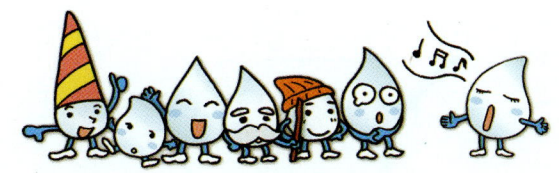

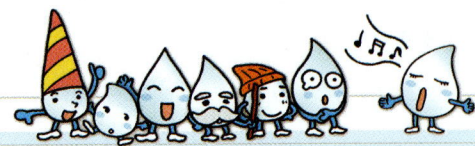

- 놀라운 물의 능력

- 가장 좋은 물

생명의 물

지구에서 가장 흔한 존재가 물이다. 물은 지구 표면적의 약 70%를 차지한다. 이렇게 흔한 물은 또 지구에서 가장 중요한 존재이기도 하다. 모든 동·식물들이 물이 없다면 살아갈 수가 없다.

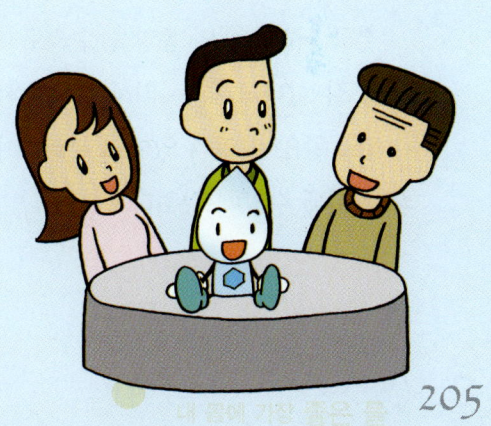

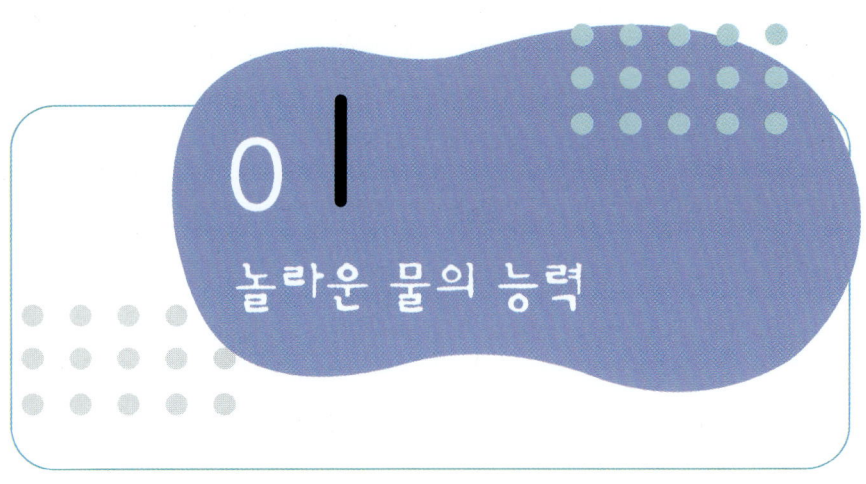

01

놀라운 물의 능력

● 물로 건강을 되찾은 내 딸

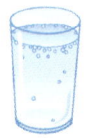

여기에서는 좋은 물을 마시고 건강을 회복한 사람들의 이야기를 정리하였다. 사람에게 있어서 물이 얼마나 중요한지를 일깨워주는 부분이라 할 수 있다.

우선 앞의 동종요법에서 잠시 언급한 필자의 딸 이야기부터 해야겠다. 미국에 있을 때 딸아이가 만 7살 무렵 가슴이 아프다고 해서 병원에 가서 정밀검사를 받게 됐다. 검사 결과, 뇌하수체에 종양이 생겨 여성 호르몬의 이상 분비로 인해 가슴이 발달하고 있었다.

결국 뇌하수체의 종양을 수술로 제거하게 되었다. 수술은 세계에서 제일 잘 한다고 하는 의사에 의해서 성공적으로 진행되었으나, 뇌하수체와 종양이 엉켜 있어서 분리해내지 못하고 뇌하수체도 종양과 함께 떼어낼 수밖에 없었다.

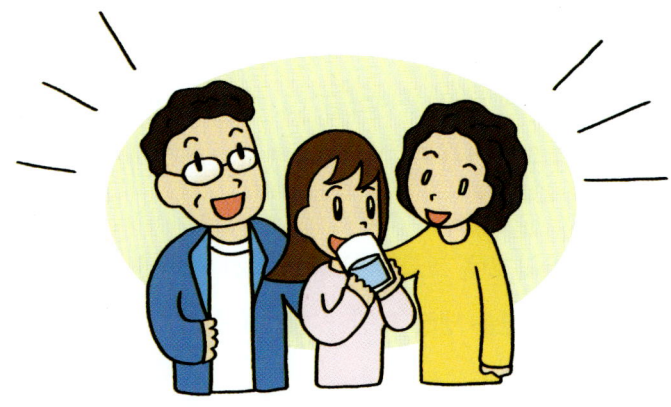

　뇌하수체는 손톱만한 크기이지만 우리 몸의 중요 호르몬을 만들어 내는 아주 중요한 기관이다. 그런 뇌하수체를 절제했기 때문에 아이는 대부분의 호르몬을 외부에서 섭취해야 했다. 매일 성장 호르몬 주사를 맞아야 하고, 갑상선 호르몬, 스테로이드 호르몬 등을 먹고, 바소프레신이라는 호르몬을 코에 뿌려주어야만 했다. 또 나중에는 여성호르몬도 매일 먹어야 한다.

　성장 호르몬 주사는 당장은 힘들지만 언젠가 키가 다 크면 그만 맞을 테고, 갑상선 호르몬, 스테로이드 호르몬은 비타민 먹듯이 잊지 않고 먹기만 하면 큰 지장은 없다. 물론 몸의 상태에 맞게 호르몬 조절을 항상 하는 것이 쉬운 일은 아니지만 그렇게 어려운 일은 아니었다.

　가장 힘든 것은 바로 바소프레신이었다. 바소프레신은 콩팥에서 물을 재흡수하는 데 필요한 호르몬으로, 하루에 두 차례 아주 소량을 코의 비강에 뿌려야하는데, 호르몬이 떨어지면 콩팥에서 물을 재흡수할 수 없기 때문에 즉시 소변량이 많아지고, 물을 계속 마셔야 한다.

문제는 호르몬이 체내에서 다 소모되는 시간이 오후 2시 정도여서 아이가 생활하는 데 매우 불편했다. 그 때문에 약의 농도를 증가시켜 체내에 남아 있는 시간을 늘려보고자 했으나 이상하게도 시간은 변하지 않았다.

결국 아이의 학교에 조그만 냉장고를 사서 약을 보관시킬 수밖에 없었다. 바소프레신은 냉장 보관을 해야 하는데다 항상 들고 다닐 수도 없었기 때문이다.

그러던 중, 동종요법에 대해서 알게 되었다. 앞에서 자세히 설명했지만 동종요법은 물질의 정보를 물에 기억시키는 요법으로, 전통적으로 서양에서는 대체의학의 주요 수단으로 많이 사용되고 있다.

어쨌든, 만약 동종요법이 사실이라면 호르몬의 성질을 물에 옮겨 마셔도 효과가 있을 것이라는 생각이 들었다. 마침 그 당시 필자와 공동연구 때문에 자주 만나던 김대원 박사가 미약한 전류를 통과시켜 동종요법과 같이 물질의 성질을 물에 전사시킬 수 있는 장치를 개발하였다.

전사하고자 하는 물질과 전사를 받는 물질을 모두 코일로 감싸서 서로 전기적으로 연결시킨 후, 아주 작은 전류를 통과시키면, 약한 자기장이 양쪽에 형성됨과 동시에 양쪽의 토션장이 연결되는 것으로 알려져 있다. 이러한 원리를 이용하여 전통적인 동종요법의 방법 대신 과학적으로 토션장으로 표현되는 물질의 정보를 쉽게 물로 전사시킬 수 있는 것이다.

그래서 그 기계를 이용해서 바소프레신을 물에 전사(傳寫)한 후 그 물을 아이에게 마시게 하였다.

그런데 놀라운 일이 일어났다. 바소프레신을 전사한 물을 마신 아이의 호르몬이 체내에서 떨어지는 시간이 그 다음날부터 오후 2시에서 6시 정도로 늘어난 것이다. 이 정도면 생활하기에 큰 부족함이 없다. 그 시간은 점점 늘어나 지금은 아이가 자기 전 한 차례만 투여하고 있다. 물론 호르몬의 용량을 증가시키지는 않았다. 현재 아이는 일반적으로 보통 사람들이 필요로 하는 양보다 더 적은 용량의 호르몬만을 사용하고 있지만 아무런 지장이 없다.

그뿐만 아니다. 아이가 성장 호르몬 주사를 매일 맞다가 키가 어느 정도 큼에 따라 뼈 나이로 판단할 때 아직 성장의 여력은 충분히 있었지만 더 이상 성장 호르몬 투여를 하지 않았다. 여자의 평균 키를 넘었고, 또 아이가 매일 주사 맞는 것을 지겨워했을 뿐 아니라, 키 크는 것 자체를 너무 싫어했기 때문이었다. 하지만 성장 호르몬은 인체에 매우 중요한 호르몬으로, 성장기 이후에도 어느 정도는 계속 필요하다. 때문에 일년 정도 성장 호르몬을 중지한 후, 이번에는 성장 호르몬을 물에다 전사해서 아이에게 마시게 했다. 놀랍게도 아이의 식욕이 좋아지기 시작하더니 다시 성장이 시작되었다. 현재 딸아이의 키는 165cm이다. 여자애로서는 큰 키인데도, 성장이 계속되고 있다. 키가 다시 크기 시작하자 아이는 '나는 왜 이렇게 키가 크는 걸까' 하며 행복한 고민을 다시 하고 있다.

이는 기존의 현대 과학으로는 도저히 설명할 수 없는 변화라고 할 수 있다. 하지만 분명한 것은 이러한 신비한 일이 단지 물을 통해서 일어났다는 것이다.

물론 물에 구체적인 물질의 정보가 담긴다는 사실은 기존의 물리학적 이론으로는 쉽게 받아들일 수 없는 문제이지만, 이 책의 3부에서 토션 이론과 홀로그램 이론을 이용하여 내 딸에게 일어난 변화를 과학적으로 설명하고자 했다.

내 딸뿐만 아니라 물로 건강을 되찾은 예는 주위에서도 어렵지 않게 찾아볼 수 있다.

⬤ 토션장을 이용하여 건강을 되찾았다

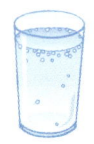 다음은 자석의 토션장을 이용하여 건강을 찾은 사람의 이야기이다. 여기서는 N극의 펄스를 주는 방법을 사용하였다.

"저는 성동구 성수동에 살고 있는 안중근이라고 합니다. 제가 42세 때부터 방광에 암이 생겼다고 하여 원자력 병원에서 여러번 수술을 받으면서 22년간 투병생활을 했습니다.

금년 1월 마지막에 받은 수술이후 너무나 많은 고통이 있었습니다. 병원에서 퇴원 후 소변이 마려울 때 1분을 참지 못할 고통으로 화장실에서 살다시피 해야 했습니다. 또 방광부위에 통증이 예전 수술 후 보다 더 컸고, 부작용으로 좌골신경통이 심하게 왔습니다. 드러누우면 왼편이 허리에서 발끝까지 너무 아파서 잠을 잘 수가 없었습니다.

그러던 어느 날 이웃회사의 유사장이 귀한 선물을 나에게 주었습니다. 하나님이 나를 버리지 않으시고 유사장을 통해서 기적을 보여주셨나 봅니다. 기계로 기(氣)를 만들어 발산시킨다는 간단한 기계였는데, 통증부위에 직접 대기도 하고, 기계로 물을 만들어 먹을 수도 있었습니다. 의구심이 있었지만 들은 대로 실험부터 해보았습니다.

먼저 이 기계로 처리한 계란과 그렇지 않은 계란을 컵에 깨어 넣어 비교해 보았습니다. 하루가 지나니 처리한 계란은 노른자위가 흐트러지지 않고 싱싱하게 있으나, 보통계란은 노른자위가 흐트러지고 썩은 물과 같이 되어 비린내가 났습니다. 다음에 물을 기계로 처리한 후, 물에 계란을 깨어 넣었는데, 이 경우에도 똑같은 결과를 얻었습니다. 그리고 담배도 기계로 처리하면 순하게 변하는 것을 느낄 수 있었습니다.

아픈 부위에 대면 통증을 완화시켜준다고 해서 2월 2일부터 처리한 물을 하루에 2리터씩 마시며, 잘 때에는 배꼽 밑 부위부터 방광부위까지 기계를 직접 대고 잤더니 통증이 덜해졌습니다. 그러나 6일에는 다시 통증이 있었습니다. 하지만 7일 아침에는 오랫만에 대변을 시원하게 보았고 통증도 덜해졌습니다.

통증은 완화되었다가도 또 나타나기를 계속 반복했습니다. 그러면서 2개월이 지나 4월부터는 통증이 거의 없어지면서 변비도 없어지고 몸이 가벼워지기 시작하면서 살이 찌기 시작했습니다. 3개월이 지나면서 통증이 완전히 사라져서 방광부위에 기계를 대는 것은 중단했습니다.

병원에서 퇴원 후 2월 9일, 11일, 3월 11일, 4월 8일, 14일 계속 조직검사를 했습니다. 드디어 4월 14일에는 암세포가 전혀 나타나지 않았습니다. 3개월 후 7월 15일 다시 조직검사를 했을 때도 암세포가 나타나지 않았습니다. 병원에서 수술을 잘해서인지 이 기계 때문인지 완쾌되어 새 인생을 살게 된 것입니다.

전 천주교 신자인데 수녀님이 신경통이 심하다고 해서 이 기계를 빌려드리곤 했는데, 허리에 통증이 덜하고 몸이 가벼워졌다고 합니다. 이제 이 기계는 나의 영원한 동반자로 내 생을 마감할 때까지 같이 있을 것입니다."

뿐 아니라 식도암 환자가 치유된 예와 중학교부터 생리불순으로 고생하던 여성분이 물을 마시면서 생리통을 비롯한 부인병이 깨끗이 나았고, 그리고 위장병, 신경통으로 고생하던 분이 치유된 예가 있었다.

이렇게 자석을 이용하는 방법 이외에도 자연계에서 발견되는 좋은 토션장을 발생하는 물질(특수한 지역에서 발견되는 돌이나 보석)을 이용하거나, 물리적으로 물에 기억을 시키는 특수한 방법들을 이용하거나, 동종요법의 원리를 이용하여 물질의 정보를 담거나, 이런 방법들을 조합하여, 6각수의 비율이 높으며 인체에 유익한 좋은 정보가 듬뿍 들어있는 다양한 파동수를 만들어 내는 것이 얼마든지 가능하다.

이러한 다양한 파동수를 마시고 건강을 되찾은 사람들의 이야기도 책 한권으로는 부족할 정도이다.

○ 파이워터의 위력

이갑기 씨는 파이워터의 위력을 체험한 후 다른 데 눈을 돌릴 수가 없었다. 그는 위와 장이 좋지 않아서 일주일에 3번씩 침을 맞지 않으면 살 수가 없었다고 한다. 그리고 매우 변비가 심했고, 또 운전을 하기 힘들 정도로 치질이 심했다고 한다.

그런 그가 파이워터를 음용하기 한달 후부터 더 이상 침을 맞을 필요가 없었으며, 변비가 사라졌을 뿐 아니라, 심했던 치질도 많이 사라진 것을 알게 되었다. 뿐 아니라 현재 일년 정도 복용을 했는데, 복부의 지방이 하도 빠져서, 마치 지방흡입술을 한 것과 같이 피부가 출렁거린다고 만져보라고 한다.

이갑기 씨는 그 후 파이워터를 수입해 보기 위해서 갖은 애를 썼다고 한다. 하지만 사람에게 사용하는 용도로는 허락을 받지 못했고, 농업과 축산용으로만 허락을 받았다고 한다.

현재 그는 일본에서 수입한 파이워터 원액을 희석하여 닭을 키우고 있다. 필자는 그 농장을 방문한 적이 있다. 놀랍게도 양계장 특유의 악취가 거의 나지 않았을 뿐 아니라, 바로 잡은 생닭과 생계란에서도 특유의 비린내가 나지 않았다. 그리고 닭도 지방의 비율이 줄어들고, 살코기가 증가하며 육질이 맛이 있다고 한다. 뿐 아니라 닭고기나 계란을 먹어도 파이워터를 마시는 것과 같은 좋은 효과를 나타낼 수 있다고 한다.

실제로 파이워터로 키운 계란의 경우 매우 높은 생체정보 수치를 보여 주었다.

　문제는 닭고기를 대량으로 팔 때 단지 전체적인 무게만을 계산하기 때문에 파이워터로 키운 닭이 더 쌀 수밖에 없는 황당한 현실이 안타깝다고 하였다. 그는 현재 많은 양계농들을 파이워터를 이용하여 질병에 강하고 국민의 건강에 좋은, 소위 말하는 기능성 닭을 만들자고 어렵게 설득하고 있다.

◉ 기후현의 기적

　2002년 초 필자는 일본 기후현의 전자물성연구소를 방문하였다. 이 지역은 고인이 된 나라자끼 고오게쓰 씨가 주창한 '정전삼법(靜電三法)'이라는 원리에 의해서 정전장을 걸어주는 방법을 농업, 어업, 축산, 식품 등에 널리 이용하고 있었다.

　이 원리로 물을 변화시키는 장치를 예로 들어본다. 물에 접촉하는 쪽의 비장탄으로 만든 전극은 접지시키지 않은 상태에서 특수 정전압이 부하되어, 전류는 흐르지 않으나 물에 계속 정전장이 부가된다. 절연애자를 이용하여 물탱크는 공간에 떠 있는 것과 마찬가지 상태를 만들어준다. 이 방법에 의해서 물분자의 구조가 변하며, 물에 전자가 풍부해진다고 한다.

　이러한 원리는 단지 물 뿐 아니라 공기를 변화시키는데도 이용되며, 꽃의 수명, 식물의 신선도 유지, 체질의 알칼리화, 암, 당뇨병, 아토피성 피부염, 위궤양, 천식, 교원병, 백내장, 류마티스, 간염 등에 효과가 있는 것이 입증되었다고 한다.

놀라운 것은 필자가 방문하였던 이 방법을 사용하는 기후현의 한 축산농가의 외양간에서 냄새가 전혀 나지 않는 것이었다. 심지어 분뇨를 코에 대고 한참 맡아보아도 거의 냄새가 나지 않았다.

'정전삼법'을 이용하는 식당들도 있었고, 빵 공장도 있었다. 특히 식용유를 이용하여 튀김요리를 하는 식당에서 깜짝 놀랐다. 10년이 넘도록 식용유를 교체하지 않고 튀김요리를 하고 있는데, 단지 없어진 분량을 채우기만 한다고 하였다. 실제로 밖으로 통하는 후드의 환기통 쪽을 확인해 보았는데 기름때가 거의 없었다.

또 '정전삼법'을 이용하는 얼음공장을 방문하였는데 그 주인은 자기는 위암으로 위의 대부분을 수술로 잘라내었고 죽을 날만 기다리다 이 전자수를 마시고 건강을 되찾았으며, 지금도 하루에 담배를 3갑이나 피고 있지만 아무 이상이 없다고 한다. 그는 이 방법을 이용하면 담배가 오히려 몸에 좋아질 수 있다고 하는 황당한 주장까지 하였다.

이렇게 만든 빵과 물의 생체정보를 측정하여 보았는데, 빵이나 물이라고 믿기 어려운 높은 수치를 보여주었다.

앞에서 언급한 파이워터, 전자수, N극 자화수, 그리고 호르몬의 정보를 담은 기능수들의 경우 일반인들이 쉽게 시중에서 구하거나 만들 수는 없다.

● 피부병을 고친 물

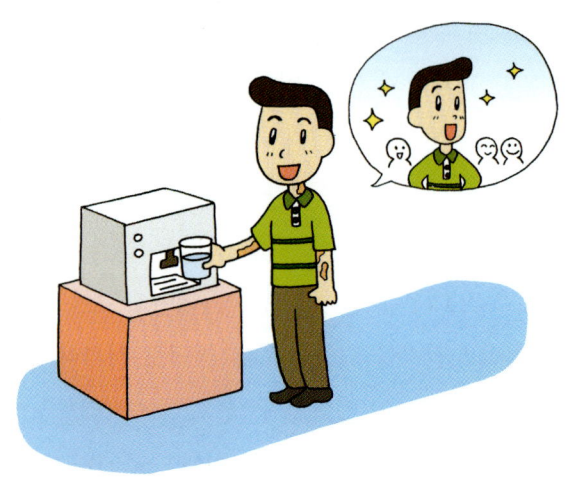

다음은 쉽게 구할 수 있는 전기분해 약알칼리수로 건강을 되찾은 사람들의 이야기를 정리해보았다. 먼저 SBS의 「아는 것이 힘이다」(2001년 9월 3일)라는 프로에 소개되었던 얘기이다.

　　○○시에서 몇 개의 동물병원을 운영하고 있는 39세의 수의사 모 원장의 경우이다.

　　그 원장은 고등학교 때부터 심한 무좀으로 시작해서 전신 피부병으로 고생을 많이 했다. 아토피, 알레르기, 피부진균, 세균성 피부염 등 복합적인 피부병으로 온몸이 발적증상과 비듬, 가려움증, 손끝ㆍ발끝에서 오는 통증으로 잠을 이루기 어려울 정도였다.

그는 그동안 많은 병원과 약국을 다녔고 시간과 돈을 투자했지만 효과를 보지 못했다. 독한 약을 먹으면 잠시 호전되는 듯하다가도 다시 재발하였던 것이다. 너무 괴롭고 힘들어 자살을 생각했지만 독실한 기독교 신자라 그럴 수도 없었다.

대인관계가 원활하지 못한 것은 당연한 일. 그러면서도 동물병원을 운영하다보니 사람들을 안 만날 수가 없어서 흉한 얼굴을 숨기려고 마스크와 장갑을 끼고 일을 했다.

그러던 중 자연요법을 접하게 되었는데 가장 중요한 것이 물이라는 것을 알게 되었다. 아무리 좋은 약과 음식을 섭취해도 좋지 않은 물을 마시면 효과가 떨어진다는 것이다.

우리 몸의 70%는 수분이다. 이제는 좋은 물을 마셔보자는 생각으로 그 원장은 좋은 물을 찾아 헤매다가 그의 고등학교 때 은사가 만든다는 전기분해 약알칼리수를 생성하는 정수기를 만나게 되었다.

그는 정수기를 당장 구입하게 되었고 목마를 때나, 식사 후, 수시로 전해(電解) 약알칼리수를 마셨다. 아내에게 부탁하여 모든 음식과 밥을 할 때도, 정수기 물을 이용하였다.

그 후에 원장의 몸엔 기적이 일어났다. 1~2개월 후 온몸에 각질이 일어나더니 가려움증과 발적증상이 없어진 것이다.

그 원장은 이렇게 말한다.

"그 전에는 잠을 자다가도 가려움 때문에 몇 번이고 깨어나 온몸을 긁었는데 이제는 편히 잠을 잘 수 있다. 몇 십 년 만에 한 번도 안 깨고 잠을 자다니 정말이지 세상을 다시 사는 기분이다. 피부도 젊은 여자들 피부보다 더욱 희고 고와졌다. 재발도 없었다. 20년을 괴롭히던 악성 난치성 피부병에서 해방된 것이다. 만나는 사람마다 '비결이 뭐냐, 어떻게 이렇게 피부가 좋아졌냐?' 라는 질문이 끊이지 않는다. 심지어는 우리 동물병원 손님들이 '원장님은 나이를 거꾸로 먹나 봐요. 총각이라고 해도 믿겠어요' 라는 농담을 건네기도 한다. 더불어 어느 날 보니까 만성 피로감과 불면증, 소화불량도 완치되어 있었다. 그 후 병원에 오는 손님들에게 전기분해 정수기를 기쁜 맘으로 권하게 되었고 많은 분들이 구입 후 좋은 결과에 대해 감사의 말을 전하고 있다."

그 원장뿐 아니라 그 병원 간호사인 김(47세 · 여)씨도 전해 약알칼리수를 먹고 지병을 고쳤다고 한다. 김 씨의 남편은 그 원장이 다니는 개척교회의 목사님이라 그 원장은 목사님께 좋은 물을 드리고 싶다는 생각에 주일마다 20리터씩 가져다주었다고 한다. 2년 동안 매주 빠지지 않고 가져다주었는데 김 씨가 그 물을 먹은 것이다.

김 씨는 첫아기를 낳고 산후 조리가 나빠, 저혈압으로 어지럼증이 심해 2~3시간 서 있기도 힘들었을 뿐 아니라, 가끔은 그냥 쓰러지기도 했고, 아침에 자고 일어나도 개운하지를 않고 온몸이 몽둥이로 맞은 것처럼 아프고, 평소에도 뭔가 뚜껑이 씌워져 있는 것처럼 멍한 상태의 증상이 있었다고 한다.

그런데 원장님이 가져다주는 전해 약알칼리수를 먹고 그런 지병들이 다 없어진 것이다.

그러자 부인의 지병도 없어졌고 그 원장의 수고를 부담스러워한 목사님이 이제 그만 물을 가져와도 되겠다며 만류를 하자 원장은 물을 갖다드리기를 그만두었는데, 그 한달 후 김 씨의 지병이 다시 나타나기 시작했다.

머리가 아프고 복부에 가스가 차고, 변비에다 소화불량까지 생겨, 좋다는 한의원을 여기저기 다녔으나 증세는 점점 심해졌다. 다시 전해 약알칼리수를 마시기 시작하자 마신 지 3일 만에 지병 증세가 싹 사라졌다. 그때서야 목사님은 부인을 위하여 정수기를 구입했다. '설마 물 때문에 병이 나았으랴?' 했는데 그 물이 질병을 치료한 원인이라는 것을 확인한 것이다.

보물을 땅에서 발견한 사람이 자기 재산을 다 처분해서 그 땅을 사려고 하려는 것은 당연한 이치일 것이다.

◉ 당뇨 합병증 개선에 효과를 보인 약알칼리수

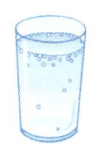
다음 글은 『한방과 건강』(2001년 5월호)에서 발굴 취재한 내용을 정리한 것이다.

"전해 약알칼리수를 알게 된 것은 하늘의 축복이다."
당뇨 합병증으로 여러 번 죽음의 고비를 넘긴 L씨는 전해 약알칼리수를 먹고부터 당뇨 합병 증세에서 조금이나마 벗어날 수 있었던 경우이다.

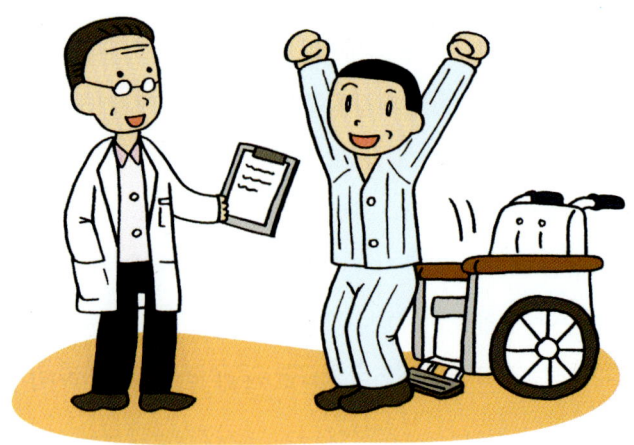

L씨가 당뇨병 증세를 보인 것은 30대 초반부터였는데 당시 사회생활에는 큰 지장을 받지는 않았다고 한다. 경기고와 서울대학을 우수한 성적으로 졸업한 소위 수재인 그는 능률협회의 컨설턴트로 활동하느라 쓰러져가는 기업을 일으켜 세우고, 기업교육과 공직자들 교육에 눈 코 뜰 새 없는 바쁜 일정으로 건강을 세세히 챙길 만한 여유가 없었다. 건강보다는 일이 우선이었다.

대기업 임원에도 오르는 등 그에게는 24시간도 부족했는데 호사다마라고 했던가, 지병인 당뇨병에 합병 증세가 심해지기 시작한 것이 그 즈음이었다.

"바쁜 직장생활로 당뇨 관리가 잘 안 됐다. 술을 먹기는 했지만 생활이 방탕하지는 않았다. 그런데 당뇨가 더욱 악화된 것은 젊음만 믿고 방심, 관리를 잘못한 것이다."

97년 그는 당뇨 합병 증세가 심해져서 결국 직장을 그만 두어야 했다.

"합병증으로 시각장애가 생겨 앞을 볼 수가 없었다. 회사를 다니고 싶어도 다닐 수 없는 상황에 이르렀다."

갑작스럽게 깜깜해져버린 눈은 절망 그 자체였고 더구나 엘리트 코스를 밟으며 잘 나가던 그에게 이 같은 사실은 받아들이기가 더욱 힘들었다.

그런 그를 더욱 곤혹스럽게 한 것은 시각장애보다도 문둥병 같은 피부병 증세였다. 눈에서, 코에서, 배에서, 다리에서 온몸에서 진물이 흘렀고 죽고 싶을 정도로 간지러웠다.

"가려움증이 아주 심했다. 살갗에서 피가 나도록 손톱으로 박박 긁어댔다. 온몸이 피투성이였다. 런닝셔츠를 벗어보면 몸에서 피가 배어 피로 범벅이었다. 사는 게 너무 고통이어서 죽고 싶은 심정이었다. 그런데 죽으라는 법만 있는 것은 아니었는지 우연히 동서에게서 '술을 먹고 자기 전에 정수기 물을 한 컵 마시고 자면 아침에 일어나도 숙취가 해소되고 별다른 증상 없이 몸이 거뜬하다'는 얘기를 들었다. 그래서 그 물을 직접 마셔보게 되었는데 여느 물과 맛이 다른 것 같았고, 느낌이 아주 좋았다. 그래서 동서 정수기와 같은 정수기를 마련했다."

그가 구입한 정수기가 바로 전해 약알칼리수를 만들어내는 정수기였다. 그는 전해 약알칼리수는 마시고 약산성수는 거즈에 물을 묻혀 딱지가 다닥다닥한 피부에 바르고, 스프레이로 화초에 물을 주듯 몸에 뿌렸으며 목욕 후에는 그 물로 몸을 헹구었다. 그렇게 3개월이 지나자 신기하게도 가려움증이 사라지고 피부가 깨끗해지기 시작했다.

"병원에서도 지금의 제 피부를 보고 놀란다. 의사나 간호사에게 약알칼리 물을 사용하고부터 좋아졌다고 하면 웃는다. 하지만 사실이다. 병원 피부과에서도 어쩔 수 없었던 내 피부가 전해 약알칼리수를 마시고 약산성 수로 씻었더니 이렇게 좋아진 것이다.”

최근 병원에서 피검사 결과, 이전에는 23가지 합병증의 증세를 보였던 그의 몸 상태는 대부분 수치가 정상으로 돌아가고 있었다고 한다. 물덕을 톡톡히 본 그는 틈이 날 때마다 주변 사람들에게 전해 약알칼리수를 권한다.

“병을 치료하다보니 좋은 물이 건강에 얼마나 중요한가를 깨닫게 되었다. 그래서 주변 사람들에게 건강할 때 건강을 지킬 수 있도록 정말 좋은 물을 권하는 것이다.”

● 차의 신묘한 맛을 우려내는 물

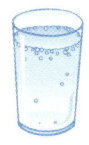

다음은 김대성(전 한국일보 편집위원, 한국 차인연합회 고문)씨의 허락을 받아 그의 저서『차문화 유적 답사기』에 실린 글 중에서 물에 관한 부분만 정리한 것이다.

‘물이 바로 생명의 원천’ 이라는『동의보감』의 첫머리처럼 의성 허준은 물에 대해서 까다로웠다. 의성 허준이 어떤 물을 먹고 써야할지를 길잡이 해놓았다면, 우리 같은 차인(茶人)들이 찻물로 목마르게 찾는 똑 떨어지는 물이 바로 전해 약알칼리수이다.

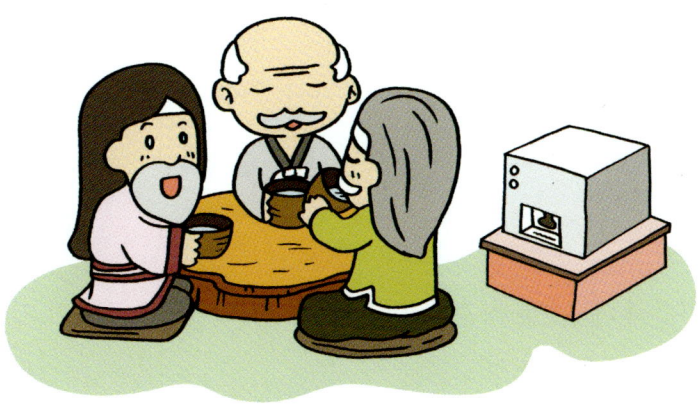

차는 천(天), 선(仙), 인(人), 귀(鬼)가 다 중하게 여기는 하늘이 내린 최상의 선물이라 했다. 물은 차의 몸이요, 차는 물의 정신이라고 했다. 아무리 좋은 차일지라도 제대로 된 물이 아니면 차신(茶神)이 나타나지 않는다. 차가 지니고 있는 정기(精氣)와 좋은 물이 가지고 있는 정기가 어울려야 비로소 차의 진성(眞性)을 대할 수 있다고 했다.

차꾼들이 좋은 물에 혈안이 되는 것은 일반적인 물로는 감히 흉내 낼 수 없는 미묘한 맛, 바로 신기(神氣)를 느낄 수 있기 때문이다.

최모(57)씨는 소문난 술꾼이자 차꾼이다. 특히 차에 쓰는 물에 까다롭기로 유명하다. 그의 집에는 4~5개의 옹기단지를 준비해놓고 내로라 하는 석간수가 있다는 소문만 들으면 천리를 멀다 않고 찾아간다. 물맛 감별에 특별한 감각을 가지고 있다는 차꾼들의 평이다. 그런 그에게 그의 차실에 주인공처럼 버티고 있던 옹기단지가 하루아침에 사라져버렸다. 출장만 가면 좋은 물을 떠오던 그가 이제는 집에서 만든 물을 물통에 넣어 가지고 다닐 정도다. 바로 전해 약알칼리수다.

"성인병에 좋다느니, 전극이 어떻고 이온이 어떠니 하는 것은 난 몰라요. 문제는 내가 찾아 헤매던 차의 물이라는 점이죠. 어떤 차든 이 물을 쓰면 그 차가 가지고 있는 만큼의 최상의 맛과 엑기스를 취할 수 있다는 점"이라고 최씨는 '전해 약알칼리수'를 극찬했다.

물에 까다로운 차꾼들의 집에 '전해 약알칼리수 정수기'가 자리 잡기는 시간문제일 것 같다.

나도 그랬듯이 많은 사람들이 자연스러운 것만이 좋은 방법이라고 믿는다. 하지만 좋은 물을 전기분해에 의해 쉽게 만들어낼 수 있다는 것은 과학의 축복이다.

◉ '우리 아이에게 기적 같은 일이……'

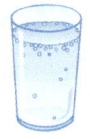 그 외에도 물로 아토피성 피부염을 고친 사람은 수도 없이 많다. 다음 분은 아이의 심한 아토피성 피부염을 고치면서 그 과정을 모두 사진으로 찍어서 보내왔다.

"아이의 아토피를 처음 발견한 건 태어나고 10개월(2002년 8월) 정도 지난 무렵이었다. (2001년 10월생)

더운 여름날, 목 아래 부분이 붉어지더니 낫지를 않았다. 음식 때문인지 땀 때문인지 원인은 알 수 없었지만, 입 주변도 음식이 묻으면 금방 빨개질 정도였다.

2살 많은 큰 아이의 피부가 너무나 건강했기 때문에 그 때까지 아토피에 대해 아는 바도 별로 없었다. 그래서 처음에는 대수롭지 않게 생각하고 약국에서 아토피 로션을 구입해서 발랐지만, 둘째의 아토피는 점점 심해지기만 할뿐 나을 기미가 보이지 않았다.

사태의 심각성을 깨닫고 찾은 곳은 유명한 피부과 전문 병원이었다. 아이가 16개월(2003년 2월)이 채 되지도 않았을 때였는데, 병원에서 아토피란 판정을 내렸다.

모든 생선과 우유, 고기 등을 절대 먹이지 말고 곡식과 야채만 먹이라는 말을 들었다. 그리고 스테로이드가 미량 들어있다는 연고를 받아들고 착잡한 마음으로 돌아왔다.

우선 4개월간 아토피에 안 좋은 음식을 금하라고 했지만, 하루가 다르게 성장하는 시기에 꼭 필요한 영양소를 안 먹일 순 없었다. 그래서 일단 20일만 해 보기로 했다. 20일 동안 멸치조차도 먹이지 않았건만 조금도 나아지질 않았다.

아토피는 피부만 나으면 되지만 이 중요한 시기에 영양결핍은 나중에 되돌릴 수 없는 심각한 결과를 낳을 것 같아 음식을 가려 먹이는 것을 포기했다. 그리고 그 때 이후로는 등 푸른 생선이며 달걀, 우유, 돼지고기, 닭고기 등 몸에 좋다고 생각되는 음식을, 아토피를 이유로 가린 적은 없다.

병원에서 준 연고도 처음에는 아주 조금만 발라도 감쪽같이 없어지더니 곧 한계를 드러냈다. 나중에는 아무리 발라도 효과가 나타나지 않았다. 내성이 생긴 것이었다.

아이의 상태는 점점 더 심각해졌다. 아이가 4살이 된 여름, 놀이터에 갈 때에는 무릎 뒤에 흐르는 진물에 모래가 붙을까봐 반바지를 입을 수가 없었다. 걸을 때는 무릎 뒤가 끈적끈적하니까 무릎을 구부리지 않고 쭉 편 상태로 펭귄처럼 뒤뚱뒤뚱 걷는다.

그 모습을 바라보는 내 맘이 오죽 했을까? 아이 때문에 울기도 많이 울었다.

좋은 공기를 마시면 될까싶어 친정에서 한 달 정도 살다 오기도 했다. 좋은 로션을 바르면 될까싶어 자연 화장수를 만들어 쓰기도 했다. 누군가는 숯이 좋다했고, 또 어떤 이는 쑥이 좋다고 하고, 목초액, 황토, 어성초 등 좋다는 것은 들리는 대로 모두 해 봤다. 하지만 아무런 효과는 없었다. 도무지 아토피 발병의 원인을 찾을 수가 없었다. 원인을 알면 그것을 없애면 좀 나을 텐데……. 안타까운 마음만 커갈 뿐이었다.

큰 아이는 새 아파트에서 임신해서 낳았어도 피부가 건강하건만, 둘째는 지은 지 3년이 된 아파트에서 낳았고, 6개월 무렵부터는 유기농 매장에서 모든 음식을 공급받아 먹었었다.

또한 큰 아이가 5살이 되어 사탕을 처음 먹었을 정도로 아이들의 먹을거리엔 신경을 썼었고, 우리 부부가 외식을 하거나 나들이를 가더라도 꼭 아이들의 밥은 집에서 만들어 가지고 다녔었다.

더구나 둘째가 태어났고 지금까지 우리 식구가 살고 있는 아파트는 산에 둘러싸여 있어서, 주변에서도 공기도 맑고 아이들이 살기 좋은 곳이라고 평하는 곳이다.

도대체 '왜?'라는 생각이 끊이질 않았다.

둘째의 4살 겨울(2004년 12~2005년 1월)은 그야말로 최악의 나날이었다. 아이는 거의 밤잠을 이루지 못하고 긁어댔고, 그 소리에 남편과 나도 잠을 이루지 못했다. 아침마다 내복이며 이불에 묻는 피를 보는 것은 정말 끔찍했다.

그 무렵에는 병원에서 준 연고가 너무나 고맙기까지 했다. 그게 없으면 어떻게 견딜지 막막했다. 밤마다 하나님께 기도하는 아이의 모습을 보고 있노라면, 아토피만 낫는다면 이 세상에 못할 게 없을 것만 같았다.

정말 내가 할 수 있는 방법은 이제 없었다. 기도밖에……

그러던 중, 1월의 끝자락의 어느 날, 우연히 신문에서 약알칼리 정수기에 관한 기사를 보았다. 매우 믿음이 가는 기사였기 때문에 즉시 남편과 약알칼리 정수기에 대해 이야기를 나누고, 다음날 바로 주문을 했다(2005년 1월 24일).

왠지 나을 것만 같았다. 그 날부터 하루에 800~1000ml 씩 한 달을 먹었다.

병원에서 준 연고는 물을 마시는 그 날부터 이틀에 한 번씩만 발랐다. 열흘간을 그렇게 하고 완전히 끊었다. 그리고 가렵다고 할 때마다 따로 나오는 산성수를 밤새 발라줬다. 연고를 끊고 한 달 가량은 아이도 나도 거의 잠을 자지 못했다. 나는 밤새 아이 곁에 앉아 있었다. 긁기 시작하면 재빨리 산성수를 발라주기 위해서……

　그런데 정말 기적 같은 일이 일어났다. 한 달이 채 되기 전에 그치지 않던 진물이 굳어지더니 조금씩 딱지가 생기기 시작했다. 정말 그때의 그 기분은 잊을 수가 없다. 정말 희망이 보였다. 아침이면 이불에서 딱지가 우수수 떨어졌다.

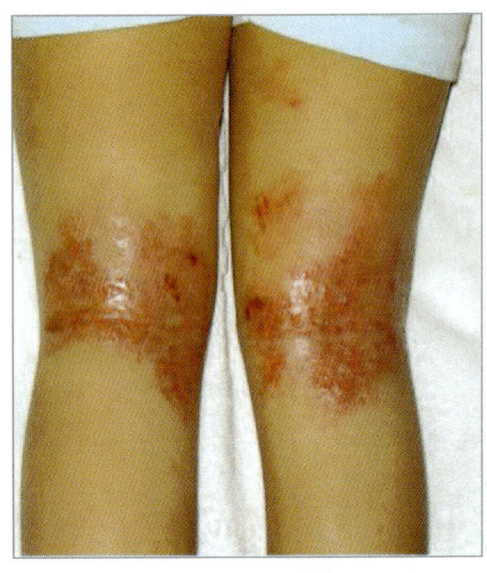

2005년 1월 25일 (정수기 설치 다음날)

　넉 달이 채 되기 전(2005년 5월), 아이의 몸은 몰라보게 달라져 있었다. 진물이 흐르며 붉게 부풀어 올라있던 가장 심했던 다리 뒷부분이 조금씩 가라앉으며 살색이 보이기 시작했다. 그 해 여름 아이는 반바지를 입고 놀이터에서 마음껏 놀 수 있었다. 그 전에 아이의 다리를 봤던 동네 아주머니들도 놀랄 정도였다.

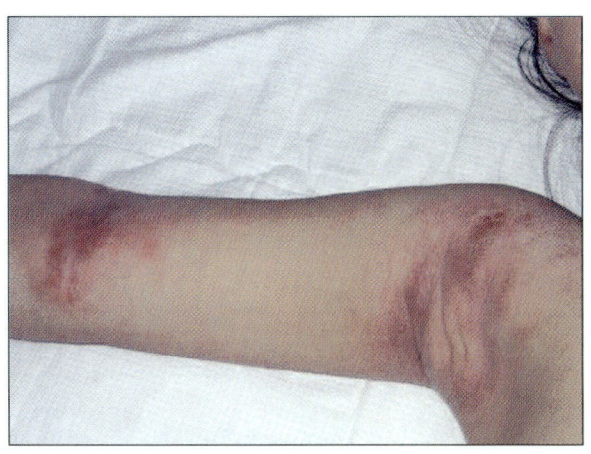

2005년 2월 19일 (정수기 설치 26일째)

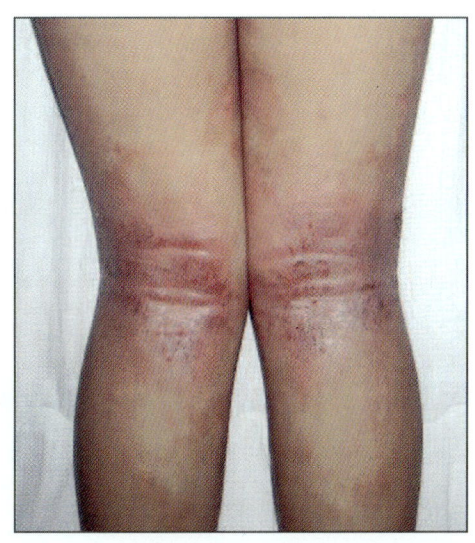

2005년 2월 19일 (정수기 설치 26일째)

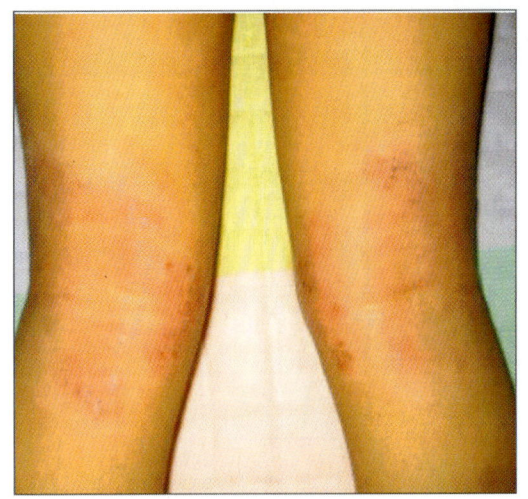

2005년 5월 16일 (약 4개월 후)

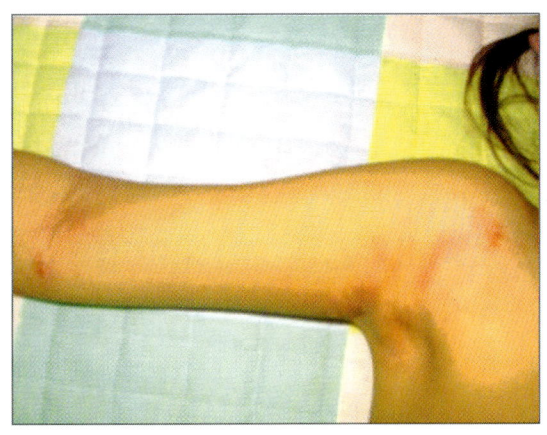

2005년 5월 16일 (약 4개월 후)

230

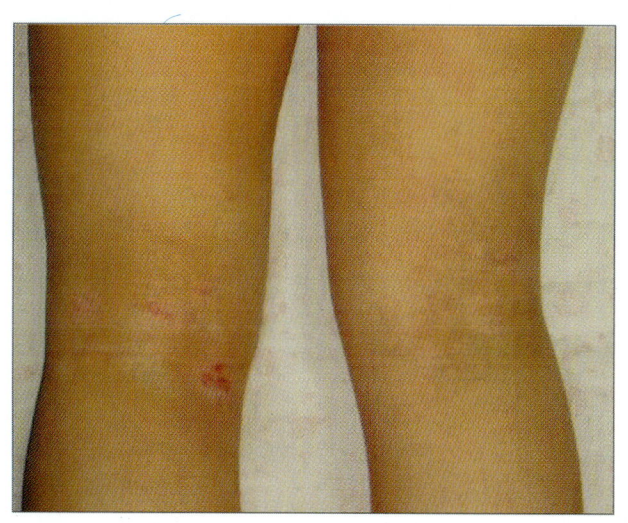

2006년 3월 10일 현재

　둘째의 아토피가 나아가는 모습을 사진을 찍어두며 간직하고 있다. 좀 더 자세히 찍어 놓을걸 하는 아쉬움이 있다. 그것을 보며 처음에 느꼈던 절망감과 함께, 그것을 뛰어넘을 만큼 큰 희망을 느끼며 하루하루 살아가고 있다.

맛있는 물

일반적으로 맛있는 물의 조건을 다음과 같이 정리해 본다. 첫 번째는 적정량의 미네랄이 녹아있어야 한다. 특히 칼슘, 칼륨, 그리고 규소 등의 미네랄이 들어있을 경우, 물은 단맛을 낸다. 반면에 마그네슘이 많이 들어있으면 물은 쓴맛이 난다.

두 번째는 염소와 같은 음이온이 없어야 한다. 살균을 위해서 수돗물에 할 수 없이 염소를 넣지만 염소는 물맛을 쓰게 한다.

세 번째는 적정량의 기체가 녹아있어야 한다. 물속에 녹아있는 적정량의 산소와 이산화탄소는 물에 청량감을 더해준다.

네 번째는 구조가 치밀한 6각수의 비율이 높아야 한다.

다섯 번째는 좋은 기운이 담겨야 한다. 이것은 혀로 느끼는 맛이라기보다는 몸으로 느끼는 맛을 의미한다. 물에서 오염물질을 제거하는 것을 궁극적인 목표로 삼고 있는 현대인들은 물에 기운이 담긴다는 사실을 이해하지 못하고 있지만, 우리 조상들은 물에 담겨져 있는 기운을 매우 중요하게 여겼다.

전기분해의 음극에서 생성되는 알칼리수는 수돗물에 비해 칼슘농도가 증가하며, 염소 등의 음이온이 제거되어 달게 느껴진다. 그리고 용존산소의 양은 변함없지만, 용존수소가 많이 함유되어 매우 독특한 맛을 세공할 뿐 아니라, 6각수의 비율이 높아서 물이 맛있어진다.

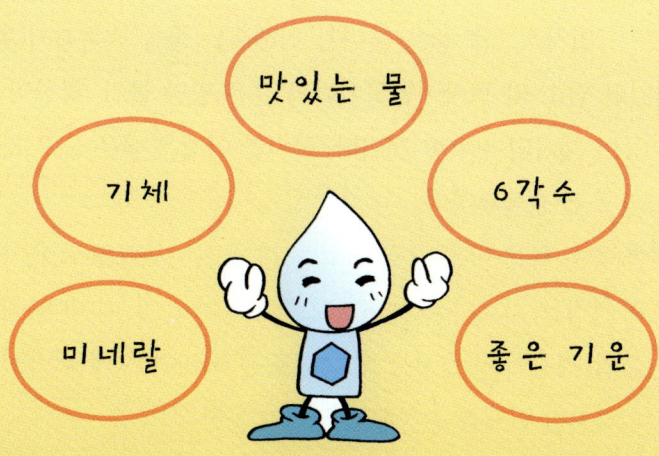

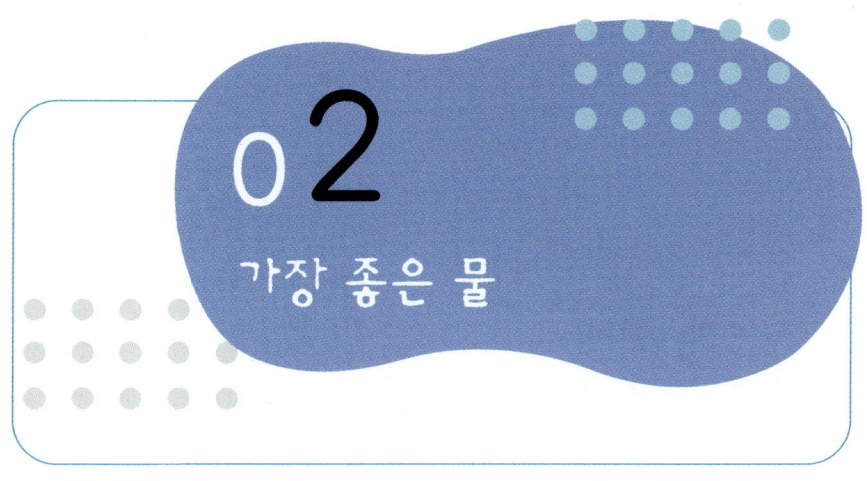

02
가장 좋은 물

우리 몸을 지켜주는 물

이제는 단지 오염 물질을 제거하여 깨끗하기만 한 물을 좋은 물이라고 할 수 없다는 것을 이해하였을 것이다.

일차적으로 좋은 물이기 위해서는 물을 소독하기 위해서 투입되었던 염소 및 트라이할로메탄과 같은 발암 물질, 황산이온, 질산이온 등이 제거되어야 할 것이다. 하지만 이것은 좋은 물로 가기 위한 최소의 조건에 불과하다.

진정한 좋은 물은 나쁜 오염 물질을 제거하는 차원을 넘어, 건강을 유지하고 질병을 치료하는 능력까지 부여하여야 할 것이다. 예를 들어 역삼투압 정수기는 물에서 오염 물질을 제거하는 데는 탁월한 성능을 발휘하지만 인체를 건강하게 하지는 못한다.

물은 단순히 H_2O가 아니라 수소결합에 의해 5개 혹은 6개의 물이 중합체를 이루는 구조를 이루고 있다. 물의 수소결합과 물이 서로 분산되려고 하는 엔트로피의 법칙과 균형을 이루어 물은 5각고리(5각수)와 6각고리(6각수)의 물로 행동한다.

물이 중합체인 5각수와 6각수로 행동하기 때문에 끓는점과 어는점이 다른 산소족 수소화합물에 비해서 매우 높은 것이다. 그리고 물의 비열과 표면장력이 매우 높고, 4℃에서 밀도가 최대가 되는 물의 특수한 성질도 물이 5각수와 6각수가 혼합된 모습으로 행동한다고 할 때 설명이 된다.

6각수의 비율이 높은 물은 물의 구조가 강화되어 생체를 안정하게 보호한다. 물에 칼슘과 같은 구조형성성 이온이 들어가면 물이 클러스터를 이루는 힘이 더욱 강해진다. 암세포의 주위에서는 구조화되지 않아서 자유롭게 움직이는 물이 주로 관찰되었다. 따라서 암세포는 구조화된 물을 싫어한다는 것을 유추해낼 수 있다.

실제로 구조형성성 이온의 대표적인 칼슘이 녹아 있는 물에서 암세포의 증식이 억제되었고, 다시 구조파괴성 이온인 알루미늄을 녹였을 때 암세포의 증식이 시작되었다.

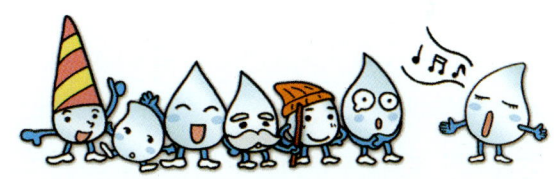

◉ 완벽한 생명의 물

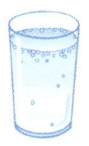 살펴보았듯이 좋은 물을 만들 수 있는 다양한 방법들이 있다. 인체에 이로운 토션장을 발생하는 물질을 이용하거나, 자석을 이용하거나, 동종요법을 이용할 수도 있다.

현실적으로 일반인들도 이용할 수 있는 가장 쉬운 방법은 자석의 N극을 이용하는 것이라고 볼 수 있다.

자석의 N극위에서 물의 표면장력이 증가할 뿐 아니라, 암세포의 성장을 억제하는 등 인체에 매우 이로운 효과를 발휘하는 것이 밝혀졌다. 반면에 자석의 S극은 표면장력을 감소시키며 암세포를 더 자라게 하는 등 인체에 해로운 효과를 나타낸다.

그러므로 자석을 이용하여 물의 구조를 강화시킬 때는 반드시 N극을 사용하여야 한다.

하지만 수돗물에 담겨져 있는 오염물질을 그대로 두고 물의 구조만 강화되었다고 좋은 물이라고 할 수 있을까?

전기분해에 의해서도 자석 못지않게 물의 구조가 강화된다. 전기분해 방법은 구조를 형성하는 미네랄의 농도가 음이온과 무관하게 높아지기 때문에 6각수의 비율을 높일 수 있는 현실적으로 가장 좋은 방법이라고 할 수 있다.

전기분해의 음극에서 나오는 알칼리수는 물의 구조가 치밀하여 생체를 외부의 자극이나 교란으로부터 안정되게 유지시켜준다. 그리고 알칼리의 성질을 지니고 있기 때문에 산성화된 체액을 약알칼리로 되돌릴 수 있다. 또 전기분해 알칼리수는 만병의 근원으로 알려진 활성산소를 없애는 힘을 갖고 있다.

즉, 전기분해 알칼리수는 6각수가 풍부해서 인체를 외부의 교란으로부터 안정되게 유지시켜주며, 혈액이 산성화되어 나타나는 인체의 부조화, 활성산소가 원인이 되어 나타나는 인체의 이상 등을 모두 치유할 수 있는 것이다.

이렇게 살펴볼 때 전기분해 알칼리수는 좋은 물이 갖추어야 할 기능성을 모두 충족시키고 있다고 볼 수 있다.

그렇지만 앞에서도 언급하였듯이 전기분해 알칼리수는 물을 전기라는 인공적인 에너지를 이용하여 분해하였기 때문에 물에 좋은 정보가 담겨있다고 볼 수는 없을 것이다.

하지만 다양한 방법들을 사용하여 전기분해수에 좋은 기운을 담는 것이 가능하다. 구체적으로 동종요법을 이용하여 자연 치유력을 담거나, 생체정보 전사시스템을 이용해서 인체에 필요한 구체적인 물질의 정보뿐 아니라 인체의 흐트러진 밸런스를 바로 잡을 수 있는 토션정보 등을 집어넣는 방법을 사용할 수 있다.

필자도 전기분해 장치에 토션 발생 장치를 부착하여 전기분해수에 쉽게 인체에 매우 이로운 토션정보를 넣는 방법을 고안하였는데 인체와 조화를 이루는 물을 만드는 일이 생각보다 쉽지 않았고, 시행착오를 반복할 수밖에 없었다.

실제로 대부분의 파동수들에서도 인체와의 상호작용을 생각하지 않고 단순히 물에 이로운 토션장을 일방적으로 집어넣는 데만 치중하였기 때문에, 인체와 조화를 이루는 면에서는 매우 부족하다는 것을 이러한 과정에서 알게 되었다.

이렇게 토션장을 보강한 전기분해수는 뛰어난 기능성에 파동수 못지않은 인체에 이로운 정보를 담고 있을 뿐 아니라, 인체와 거의 완벽하게 조화를 이루고 있기 때문에 '내 몸에 가장 좋은 물', '생명의 물'이라고 해도 과언이 아닐 것이다.

하지만 아무리 완벽한 생명의 물도 적정량을 마시지 않으면 소용이 없다. 현대인은 만성적인 물 부족에 시달리고 있다. 현대인의 10%는 하루에 물을 한 잔도 마시지 않고 있다고 한다. '비타민C 메가도스 복용법'에서 살펴보았듯이 생명을 유지하기 위해 필요한 최소한의 물의 양과 건강한 삶을 유지하기 위해 필요한 물의 적정량은 매우 다른 것이다.

물 부족으로 인한 탈수 상태에 있다면 아무리 좋은 물을 마셔도 효과가 없을 것은 당연하다. 신장에 특별한 문제가 없는 한 가능하면 많이 자주 물을 마셔야 '생명의 물'이 가지고 있는 위력을 체험할 수 있을 것이다.

아무쪼록 좋은 물을 많이 마셔서 우리 모두가 건강해 진다면 더 이상 바람이 없을 것이다.

■ 참고문헌

1부. 내 몸에 좋은 물

〈물〉 니와 유키에, 1997, 지식산업사.
〈물〉 권숙표, 1994, 도서출판 공부방.
〈우리 몸은 두 가지 물을 원한다〉 마미야 가즈끼, 2001, 혜인.
〈암 · 당뇨병은 수소풍부수로 극복할 수 있다〉 하야시 히데미쯔, 2001, 세경사.
〈약만으로는 병을 고칠 수 없다〉 니와 유키에, 1997, 지식산업사.
〈활성산소가 죽음을 부른다〉 니와 유키에, 1995, 도서출판 글이랑.
〈몸 안의 활성산소를 제거하라〉 이영진, 2001, 한국방송.
〈비타민C가 보이면 건강이 보인다〉 이왕재, 2001, 도서출판 건생.
〈신비로운 비타민C〉 하병근, 2001, 문화마당.
〈우리 집 홈닥터 비타민C〉 하병근, 2001, 문화마당.
〈뜸단지 그 놀라운 힘〉 강송식, 1987, 큰샘.
<Reverse Aging> Sang Whang, 1990, Science of Health.
<Fluoride the Aging Factor> Yiamouiannis, J., 1993, Health Action Press.
<Investigation of fluoroaluminate complex formation using NMR spectroscopy> Sohn   et al., 1999, Bull. Kor. Chem. Sco. 20, 481-483.

www.hanumul.co.kr   www.bion-tech.co.kr   www.watercure.com
www.watercure2.com   www.cellularwater.com

2부. 신비한 물

〈정수기와 기능수〉 이원복, 2002, 두원.
〈원적외선과 물〉 마쯔시다 가즈히로, 1992, 한국원적외선연구소.
〈6각수의 수수께끼〉 전무식, 1995, 김영사.
〈물이란 무엇인가〉 우에다이라 히사시, 1994, 블루백스.
〈물 건강법〉 강형희, 1996, 태웅출판사.
〈기적의 암치료법〉 황봉실, 1995, 서운관.
〈맥스웰의 도깨비〉 스즈키 다쿠치, 1978, 블루백스.
〈살아있는 에너지〉 콜럼 코츠, 1995, 양문.
〈해로운 공기, 이로운 공기〉 스가하라 아키코, 2002, 한국원적외선연구소.
〈건강의 비밀은 물에 있다〉 1999, 퀀텀.
〈아름다운 피부의 비밀은 물에 있다〉 1999, 퀀텀.
〈자기장내에 있는 초저온 얼음의 물리적 특성〉 박영우 등, 1989, 원주의대 논문집2, 139-147.

〈알칼리 금속이온이 주입된 얼음의 물리적 특성〉 박영우. 1986, 연세대 물리학과 박사학위 논문.
〈인간건강과 의학에 미치는 물과 이온의 물리학적 고찰〉 1989, 박영우, 배재대 논문집, 35-43.
〈생명의 탄생〉 카와다 카오루, 1997, 제1회 국제 신과학 심포지움, 미내사클럽.
〈삶을 창조하는 생명과학〉 카와다 카오루, 1999, 미내사 모임.
<Let's Defeat Cancer!> G. Somylai, 2001, Academiai Kiado.
<The Chemical Basis of Medical Climatology> G. Picardi, 1962, Thomas.
<The Telomere> D. Kipling, 1995, Oxford.
<Biochemistry> R. Stryer, 1995, Freeman.

3부. 기억하는 물

〈홀로그램 우주〉 마이클 탈보트, 1999, 정신세계사.
〈수맥이 뭐길래〉 케태 바흘러, 1998, 가람출판사.
〈생활수맥 건강수맥〉 정판성, 1996, 동학사.
〈암은 정복된다〉 이영숙, 1999, 제이프로.
〈생명에는 동서가 없다〉 최원철, 1999, 제이프로.
〈물과 식품의 파동분석〉 하기와라 히로미찌, 1999, 조운출판사.
〈과학이 낳은 미래의 물〉 야마시타 쇼지, 2000, 지식서관.
〈기적의 생체활성수〉 다와라 하지메, 1999, 대산연구소.
〈기적의 물로 암이 낫는다〉 다와라 하지메, 1996, 신세대.
〈보이는 것만이 진실은 아니다〉 장휘용, 2001, 양문.
〈시간의 패러독스〉 폴 데이비스, 1995, 두산동아.
〈의식의 세계〉 딘라딘, 1999, 양문.
〈생체자기학〉 이상명, 1995, 동문인쇄출판사.
〈토션필드의 응용기기와 의식의 토션방사〉 아키모프, 2000, 제4회 국제 신과학 심포지움
<The Puzzle of Homeopahty> D. Reillly et al., Journal of Alternative and Complementary
  Medicine, 2001, S103-S109.
<Vibrational Medicine> R. Gerber, 1988, Bear & Co.
<The memory of water> M. Schiff, 1995, Thorsons.
<The magic blueprint of life> A. Davis & W. Rawls, Jr. 1979, Acres U.S.A.
<Magnetism and its effects on the living system> A. Davis & W. Rawls, Jr. 1974, Acres
  U.S.A.
<Torsion Field Technology> A. Akimov, 2000, Torsion Tech.

www.digibio.com   www.seokum.com   www.merus.co.kr
www.activewater.co   www.remindawater.com   www.fortruth.net
www.amasci.com/freenrg/tors